AF549199

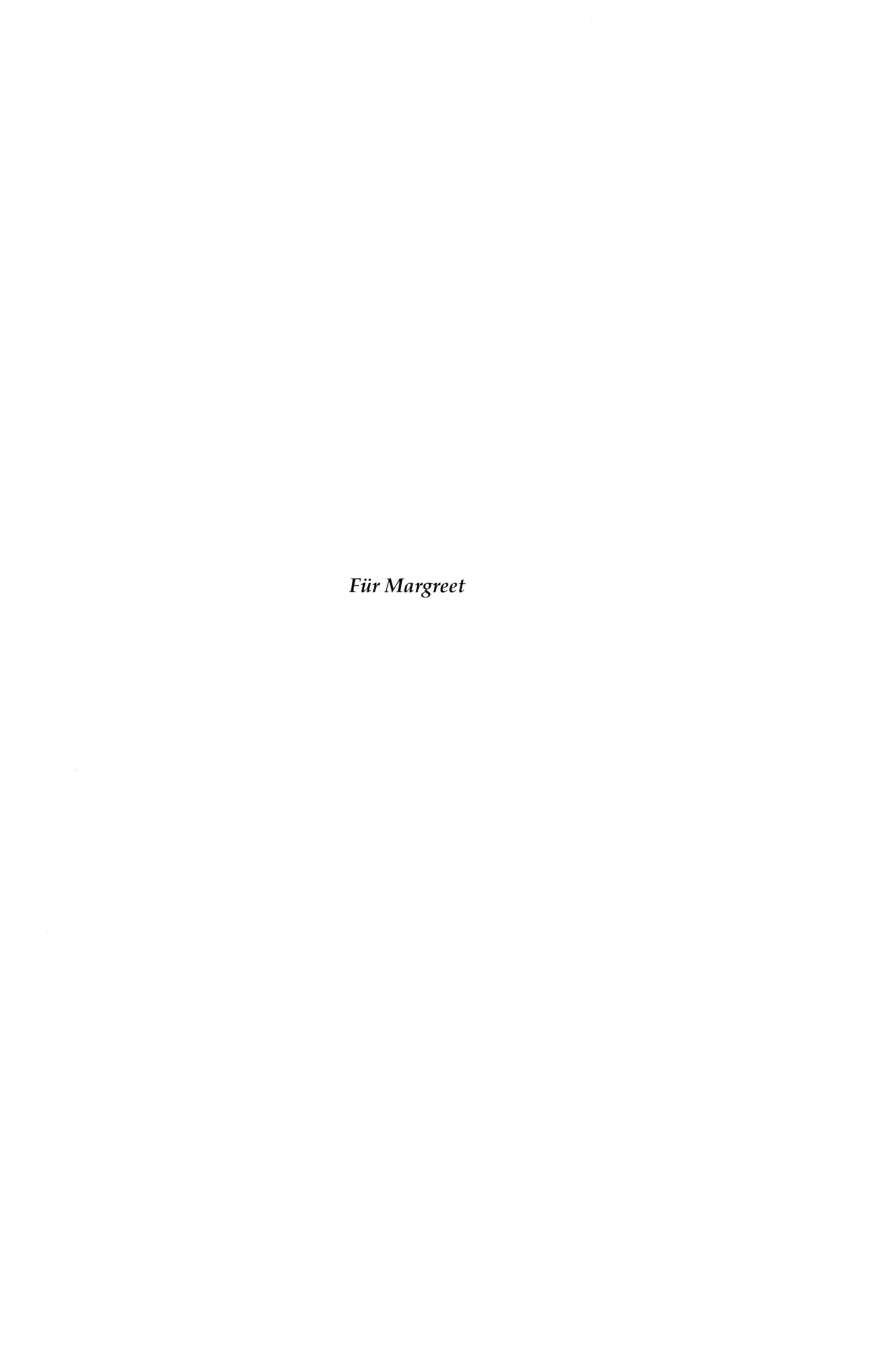

Für Margreet

Gordana Crnkovic

freier Atem freier Ton

Bedeutung von Atem- und Körperarbeit
in der Musik und Musikpädagogik

Shaker Media

Bibliografische Information der Deutschen Nationalbibliothek
Die Deutsche Nationalbibliothek verzeichnet diese Publikation in der Deutschen Nationalbibliografie; detaillierte bibliografische Daten sind im Internet über http://dnb.d-nb.de abrufbar.

Text: Gordana Crnkovic
Zitat Seite 2: „Spuren" von Ernst Bloch, erschienen Suhrkamp Taschenbuch 1978
Foto Umschlag: Gordana Crnkovic
Foto Lebenslauf: Nadine Frech, Würzburg
Gestaltung: Laura Lenz, www.lauralenz.de
Illustration: Wolfgang Karl Mey, www.wolfgangkarlmey.com

Shaker Media GmbH
Am Langen Graben 15a
52353 Düren
Telefon: 02421 / 99 0 11 - 40
Telefax: 02421 / 99 0 11 - 49

ISBN 978-3-95631-733-0

Zu wenig

„Man ist mit sich allein.
Mit anderen zusammen
sind es die meisten auch ohne sich.
Aus beidem muss man heraus"

Ernst Bloch aus „Spuren"

INHALT

VORWORT

Wie bedeutsam Atem- und Körperarbeit in der Musik und Musikpädagogik sein können, erlebe ich in meiner langjährigen atempädagogischen Arbeit mit Musikstudent*innen und Berufsmusiker*innen aller Fachbereiche immer wieder.

Oft ist beim Musizieren die muskuläre Elastizität und somit auch die Durchlässigkeit für eine freie Atembewegung sichtbar eingeschränkt: Der gesungene/gespielte Ton kann sich im Klang dadurch nicht wirklich frei entfalten. Sowohl der Kontakt zu den körperlich von innen wirkenden Kräften der Atembewegung als auch der Zugang zum eigenen Körper- und Bewegungsbewusstsein ist beim intensiven Üben und Musizieren mit der Zeit verloren gegangen.

In dem atem- und körperpädagogisch begleiteten Prozess, Bewegungs- und Atemmuster im Alltag und beim Üben/Spielen bewusst zu erfahren, liegt auch die Chance, diese langfristig verändern zu lernen. Diese Veränderung beruht jedoch nicht auf willentlich bemühtem „Anders-Machen“, sondern auf einer allmählich von innen her wirkenden Befreiung der Atem- und somit auch Körperbewegung. Körperhaltung, muskuläre Durchlässigkeit, eine flexible Atemstütze und die mentale Disposition fügen sich dann beim Instrumentalspiel oder Singen in ihrer Gesamtheit immer mehr zu der Empfindung einer persönlichen, sich in Klang und Ton des Instruments bzw. der Stimme entfaltenden Kraft.

Im Gegensatz zu dem oft vertraut gewordenen Gefühl der Anstrengung, erfahren Musizierende das wachsende Bewusstsein und die sich dabei körperlich entwickelnde Elastizität dann als Ausdrucksfähigkeit ihrer gesamten Persönlichkeit. Es ist das Freiwerden und In-Fluss-Kommen eines zutiefst empfundenen Bedürfnisses der Musizierenden: Sich in der eigenen musikalischen Aussage im Dialog und Kontakt zum Publikum individuell erleben zu können.

Mit den Gedanken in diesem Buch möchte ich dazu einladen, sich Musik und Musikpädagogik atem- und körperorientiert zu nähern. Es ist aus meiner Sicht kein Lehrbuch: Einige Aspekte sind beim Lesen vielleicht auch nicht sofort nachvollziehbar oder verständlich. Mein Anliegen ist vielmehr, Sie als Leser*innen anzuregen, Atem- und Körperarbeit in ihrer „musikalischen" Bedeutung zu entdecken.

Das Zeichen am Rand des fortlaufenden Buchtextes markiert die Kernaussagen meiner patentierten Arbeit und ermöglicht ein schnelles Querlesen in methodischer Hinsicht, um das Buch in der Unterrichtspraxis gezielt einsetzen zu können.

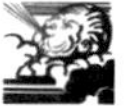

Die methodische Zusammenfassung mit einigen Übungen im Anhang bietet die Möglichkeit, die wesentlichen Aspekte der Aussagen in der Praxis auszuprobieren bzw. sie in einer körperlichen Erfahrung selbst nachzuempfinden.

Rostock, im Januar 2019

EINLEITUNG

Atem- und Körperarbeit lässt uns erfahren, dass die Begegnung und der Kontakt von Atem- und Körperbewegung eine Begegnung von sich bewegen und zugleich von sich bewegen lassen sein kann.

Indem wir in der Atemarbeit lernen, uns von unserer Atembewegung von Kopf bis Fuß durchdringen und bewegen zu lassen, entwickelt sich eine Empfindungsfähigkeit für unseren Körper in der Gesamtheit seiner möglichen Elastizität. Wir finden in der sich dabei entwickelnden muskulären Durchlässigkeit einen Zugang zu unserer Idealspannung und somit auch zu unserer Lebendigkeit und Lebenskraft.

Wir lernen, dass Atem- und Körperbewegung einander bedingen, und wie schnell wir im Alltag „bereit" sind, dieses Zusammenspiel der Kräfte zu stören: Alles dem Willen und kontrolliert Machbaren unterzuordnen. So verlieren wir auf allen Ebenen unsere Beweglichkeit und den Kontakt zu unserer Persönlichkeit und Inspiration.

Die Atembewegung in uns und wie wir uns von ihr bewegen lassen, prägt unser Lebensgefühl und unsere Lebens(aus-)spannung. Dabei sind die im Atem von innen auf unseren Körper wirkenden Kräfte – nämlich Einatem, Ausatem und Atemruhe – gleichermaßen von Bedeutung.

Der im wachsenden Bewusstsein mögliche direkte Zugang zur Atembewegung in uns und durch uns hindurch, hin zur Körperbewegung und zum Körperbewusstsein lässt uns lebendig und offen für alles Neue in uns sein und werden. Die sich aus Atem und Bewegung entwickelnde Lebenskraft ermöglicht persönliches Wachstum, Selbstbewusstsein, inneres Gleichgewicht und die Freiheit zu einer eigenen musikalischen Entwicklung.

Im Bewegt-Sein vom Atem und der sich daraus entwickelnden, befreiten körperlichen Bewegung im Kontakt zum Instrument erwachsen neue innere Freiheit und neues Selbstbewusstsein. Und dies sowohl im persönlichen Körperausdruck und Alltag als auch in allem, was beim Instrumentalspiel sich aus uns heraus entwickeln und nach außen Gestalt, Klang und Ton werden will.

I. Atem und Körper

BEWEGUNG
STIMME

BEWEGUNG

Atembewegung und Körperbewegung bedingen einander. Muskuläre Elastizität und Durchlässigkeit sind elementare Voraussetzung sowohl für körperliche Beweglichkeit als auch für eine gute Vitalkapazität. Je ausgewogener der Gesamtmuskeltonus, desto freier die Beweglichkeit von „äußerer" Körper- und „innerer" Atembewegung.

Die sich aus dieser Gesamtelastizität entwickelnde Vitalkapazität, Kraft und Bewegungsenergie fließen dann in die gesamtkörperliche sowie mentale Leistungsfähigkeit mit ein: Sei es bei Sportler*innen bezogen auf Weite, Höhe, Schnelligkeit, bei Musiker*innen bezogen auf Tonentwicklung und Tonqualität. Aus meiner persönlichen und atempädagogischen Erfahrung gilt dies grundsätzlich bei allen Menschen auch bezogen auf die Anforderungen ihres persönlichen Alltags: Wir alle sind von dieser Grundvoraussetzung körperlich gleichermaßen betroffen, wenn wir uns in unserem persönlichen Alltag kraftvoll und kreativ (er-)leben wollen.

Voraussetzung für die optimale Zwerchfellaktivität ist der gesamte Körper. Die meisten assoziieren mit der Atembewegung nur den Rumpf. Dass jedoch Fußstellung/die Bein-, Nacken- und sogar Gesichtsmuskulatur einen direkten Einfluss auf die Atembewegung haben ist zu Beginn der Atem- und Körperarbeit für die meisten eine sehr überraschende Erfahrung. Selbst die Rückenmuskulatur ist in der Vorstellung und Empfindung der meisten nicht mit der eigenen Atembewegung verbunden. Die Orientierung von Musizierenden nach „vorne", zum Publikum hin, fördert dieses fehlende Bewusstsein für den gesamten Rücken noch zusätzlich.

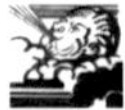

Jede Muskelverspannung ist ein Widerstand für die sich im Körper entwickelnde Atembewegung und somit auch für die körperliche Gesamtbeweglichkeit. Bedingung für eine gute Beweglichkeit ist eine ausgewogene muskuläre Elastizität. Daraus resultiert auch die innere Bereitschaft zum Bewegt-Werden. Die muskuläre Durchlässigkeit steht dann unserer Atembewegung zur Verfügung und ist zugleich körperlich intensiv erfahrbar: Die Atembewegung will uns von innen bewegen, uns durchdringen und sich in unserem gesamten Körper ausbreiten.

Die Atembewegung kann so durch ihre von innen auf unseren Körper wirkenden Dehnungs- und Rückschwingkräfte zum Impuls und Motor einer Bewegung werden. Dazu in Wechselwirkung fördert das Bewusstsein für körperliche Bewegung die Befreiung der inneren Atembewegung.

Dieses Zusammenspiel von Atembewegung und Körperbewegung ist für alle Musikausübenden von Bedeutung. Also nicht nur für Bläser*innen oder Sänger*innen: Sie brauchen beim Musizieren ihren frei fließenden Atem - alle übrigen Musizierenden brauchen ihre frei fließende körperliche Beweglichkeit.

Bläser*innen und Sänger*innen hilft bei diesem faszinierend ganzheitlichen Wechselspiel von Atem und Bewegung besonders das Bewusstsein für den körperlichen Bewegungsaspekt, der den frei fließenden Luftstrom bedingt und somit auch den freien Ton. Alle anderen Musikausübenden profitieren vom Bewusstsein für ihre Atembewegung, um sich dadurch von innen her in ihrer „äußeren“ Spielbewegung körperlich sowie im gespielten Ton zu befreien.

Musizieren ist mit Sport durchaus vergleichbar und erfordert deshalb auch eine Form der körperlichen - auf kraftvolle Beweglichkeit bezogenen - Kondition. In meinem Studium vor 25 Jahren hieß Körperarbeit noch Körpertraining und war für Gesangstudierende Pflichtveranstaltung. Es ging um Disziplin (wir mussten montags um acht Uhr morgens im Unterricht sein), und es ging darum körperlich fit zu werden, „also“ möglichst ins Schwitzen zu kommen bzw. zu spüren wie viel Kondition man hat oder auch nicht. Danach waren wir alle meist so erschöpft, dass Einsingen, Üben oder die Gesangstunde erst nach einer langen Pause möglich schien.

Diese Zeiten sind zum Glück vorbei, und es gibt heute an Hochschulen für Musikstudierende eine Vielfalt von Methoden und somit Erfahrungsmöglichkeiten des eigenen Körpers. An einigen Hochschulen für Musik werden diese Seminare Körperarbeit für Studierende aller Studiengänge angeboten. Die angehenden jungen Musiker*innen können dann nach eigenen Vorlieben während des Studiums die für sich beste Methode herausfinden, und sich auf diese Weise auch gleichzeitig in Körperarbeit weiterbilden.

Ich habe erst in meiner Ausbildung zur Atempädagogin wirklich verstanden, warum das Wechselspiel von Atem und Körperbewegung sowohl spannend als auch im persönlichen Empfinden Energie fördernd sein kann. Deshalb leite ich auch gerne aus atem- und körperpädagogischer Sicht an, wie, ich meine damit auf welche Weise, Studierende im Fitnessstudio an Geräten sinnvoll trainieren oder sich allgemein mit Sport beschäftigen können.

Es geht dabei immer um Üben in Bezug auf gesamtkörperlich-muskuläre Elastizität und Vitalkapazität, und um die Möglichkeit, sich mit der eigenen Energie und Kraft auseinanderzusetzen bzw. sich im Kontakt dazu erleben zu können. Es geht nicht darum, schnell noch trainieren zu gehen, weil man meint es zu müssen, es geht nicht darum, sich selbst etwas zu beweisen oder sich zu etwas zu zwingen, sondern wahrnehmen zu lernen, wie komme ich an meine Kraft und wo sind heute meine Grenzen.

Es ist eigentlich - ähnlich wie am Instrument üben - eine kontemplativ, meditative Arbeit mit sich selbst: Sich im Körper real wahrnehmen lernen. Welche Sport- oder Bewegungsart die Einzelnen für sich wählen, ist dabei nicht so ausschlaggebend. Es geht darum, sich in Bewegung und Atem persönlich in seinem eigenen Körper kennen zu lernen. Wichtig ist also die Art und Weise, wie man es „tut“, wie und was man eigentlich in dem Moment trainieren will. Denn eigentlich bedarf die Beschäftigung mit Atem, Körper und Bewegung in welcher Form auch immer, auch beim Musizieren, eine größtmögliche Konzentration und Bewusstheit: Entscheiden können, wie viel, von was, warum.

Ich hatte einmal eine Begegnung mit einer Frau in der Sauna, die unter dem Wasserkübel mit kaltem Wasser stand. Lange stand sie da und wusste nicht, ob sie diese kalte Dusche wirklich will. Dann trafen sich unsere Blick und sie sagte: „Heute nicht...!" und ging. Solche Alltagsmomente sind beispielhaft zum Thema „Mein Körper und Ich". Bewusstsein ist dann die Fähigkeit und Möglichkeit, sich entscheiden zu können, nicht immer dasselbe zu tun, oder unbewusst tun zu müssen.

Denn wenn wir uns - egal bei welcher Tätigkeit - „verschließen" (in dem Sinne, dass in diesem Augenblick unsere Kraft nicht mehr frei fließen kann), sind Ein- und Ausatembewegung im Körper eingeschränkt oder ganz blockiert. Dann entsteht das Gefühl von Druck und Anstrengung.

Leider sind die meisten der Meinung, viel (Bemühung) hilft viel (in Bezug auf Ausdauer und Leistungsfähigkeit). Leider ist das Gegenteil der Fall. Wie oft kommen Blechbläser*innen nach dem Fitnesstraining, welches sie stärken soll, zu mir und erleben sich kraft- und lustlos, eigentlich nur „reif fürs Sofa". Meiner Meinung nach kann nicht Sinn und Zweck des Krafttrainings sein, jegliches Gefühl der eigenen Kraft verloren zu haben.

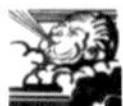

Atem und Bewegung und sich daraus entwickelndes Atem- und Körperbewusstsein können dazu beitragen, sinnvoll zu trainieren, effektiv am Instrument zu üben, kraftvoll unseren Alltag zu bewältigen: Uns sowohl selbst gerne zu bewegen als auch (vom Atem) bewegen zu lassen und wach für den Augenblick zu sein bzw. zu werden, wenn wir beginnen, uns atemlos, angespannt, angestrengt und unter Druck zu fühlen.

STIMME

Mir geht es an dieser Stelle nicht um physiologische Einzelheiten des so genannten Stimmapparates, sondern um Übergeordnetes: Wie erleben wir Stimme, was ist Stimme in der Empfindung von Atem und Körper, welche Bedeutung hat Stimme (auch die Innere) in der Musik, und was kann die Erfahrung der eigenen Stimme im Hinblick auf Musizierende oder/und musikpädagogische Fachkräfte sein.

Stimme ist individuell, Stimme ist persönlicher, unverwechselbarer Klang im Ausatem, Stimme ermöglicht Kommunikation und Kontakt.

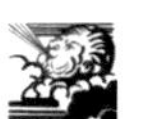

Für Singende ist ihre Stimme zugleich auch ihr Musikinstrument. Als Instrument steht dabei „nur" das zur Verfügung, was der- oder diejenige von Natur aus mitbekommen hat. Sänger*innen können all ihre physiologischen Voraussetzungen (das betrifft ihr Stimmfach, aber ebenso ihre Körpergröße und Veranlagung der Statur) weder verändern noch austauschen. Als Sängerin oder Sänger ist man wie man ist, und hat, was man hat.

Auf dem Weg zur Berufssängerin und zum Berufssänger muss jeder dann ein körperliches „Handwerk" lernen, damit sich das Instrument (in dem Fall eigene Körper und die eigene Stimme) optimal – das bedeutet ohne muskuläre Manipulationen – in Kraft und Klang entfalten kann. Schwer genug. Alles andere ist sowohl körperlich als auch mental in der Wiederholbarkeit sehr anstrengend und schadet manchmal sogar auch auf lange Sicht der Stimme in ihrer rein physiologischen Funktionalität.

Für Instrumentalist*innen „verkörpert" ihr Instrument ihre eigene Stimme mit der sie sich musikalisch ausdrücken. Daher sind sie oft auch auf der Suche nach „ihrem", für sie im Klang schönsten Instrument, besten Mundstück, besten „Blatt/Rohr", den besten Saiten. Denn auch sie sehnen sich das im Klang ausdrücken zu können, was sie als Musizierende in der Musik während des Spielens selbst erleben. Dies wollen sie gerne mit den Zuhörern teilen, also durch ihr Spiel mitteilen. Das Instrument soll für sie sprechen bzw. singen und wird in diesem Moment zum Vermittler ihrer zutiefst persönlichen Aussage. Deshalb ist jeder in der Wahl des Instrumentes, welches das wiedergeben soll, was er als Musizierender persönlich empfindet, sehr wählerisch.

Auf der Suche nach ihrem schönsten Klang, experimentieren Musikstudierende oft eine Zeit lang mit der konkreten „Materie": Neue Mundstücke werden ausprobiert, ebenso Instrumente anderer Hersteller werden geliehen, es gibt Rohrbau-Seminare, viele „feilen" an ihrem optimalen „Blatt" u. ä. Viele Pianist*innen verzweifeln an nicht fein genug einstellbaren Klavierhockern oder an klanglich schlechten Klavieren in den Übezimmern der Hochschulen.

Weil es eben im Klang und Ausdruck von Musizierenden um die eigene persönliche „Stimme" und Aussage geht fällt auch eine Ein- bzw. Umstellung auf Gegebenheiten oder Veränderungen – sei es nun Instrument- oder / und körperbedingt – grundsätzlich nicht leicht.

Oft entwickeln sich bei Instrument bedingten Veränderungen körperliche Verspannungen, weil z.B. der gewohnte Anblasdruck sich durch ein anderes Mundstück ändert. Ein Konzertprogramm auf dem vertrauten Instrument mühelos, wird so auf dem anderen/neuen Instrument oder allein durch ein neues Mundstück, ungünstiges Blatt/ Rohr zum unangenehmen Kraftakt.

Eine befreundete Orchestermusikerin war an einigen Konzertabenden mit dem ständigen Wechsel von ihrer Klarinette zur Bassklarinette konfrontiert. Sie musste sich dadurch in ihrem Atem und Körper in kürzester Zeit an das jeweilige Anblasgefühl immer wieder neu anpassen: Das bedeutet ihren Tonansatz, der im Idealfall bei jedem Wechsel direkt und zugleich frei im Klang sein sollte, möglichst schnell körperlich komplett neu suchen und auch finden. Diese Herausforderung war für sie auch eine Motivation, sich grundsätzlich intensiver mit Atem- und Körperarbeit zu beschäftigen.

Viele klagen grundsätzlich über Schmerzen beim Spielen. Meist in den Armen, im Schulter-Nackenbereich oder / und im Rücken und fühlen sich dadurch in ihrer Aussagefähigkeit eingeschränkt: Der freie Atem- und Bewegungsfluss – somit auch der Kontakt zum Instrument bzw. zum eigenen Ausdruck – ist dann durch körperliche Verspannungen „empfindlich" (in der eigenen Empfindung) gestört.

Manchmal erleidet auch das Instrument selbst einen Schaden kurz vor der Prüfung oder dem Vorspiel, und es scheint unmöglich, sich auf einem Leihinstrument wirklich intensiv und individuell in der musikalischen Aussage auf diesen Termin vorbereiten zu können.

Singende „verlieren" oft ihr Instrument bei einer Grippe oder Erkältung und riskieren Stimmbandschäden, wenn sie ihre Stimme wieder zu früh zu stark belasten: Sie müssen sich nach einer überstandenen Entzündung erst wieder ganz vorsichtig an ihr Instrument herantasten. In der Situation von Bühnensänger*innen, wenn der Spielplan die nächste Vorstellung abverlangt, ein großer zusätzlicher Stressfaktor. Zumal bei Stückverträgen das Honorar im Falle einer Absage verloren geht.

Auch bei Instrumentalist*innen kann die körperlich-mentale Belastbarkeit nach einer überstandenen Krankheit, oder auch nach einer Überlastung, noch eingeschränkt sein. Das bedeutet, man muss sich beim Üben und Spielen erst wieder langsam an seinen Körper und den Kontakt zum Instrument heranwagen, ja fast herantasten: Alles scheint der oder dem Spielenden weit weggerückt und fremd geworden zu sein. Oft wird diese Aufgabe zu einer wirklichen Mut- und Geduldsprobe.

Das Instrument verleiht also körperlich gesehen auch unserer inneren Stimme Klang und Aussage. Instrumentalist*innen sind in dieser Hinsicht ohne funktionsfähiges Instrument oder durch eine körperliche Einschränkung manchmal ebenso zum Schweigen verurteilt – zumindest was ihre musikalische Stimme und Aussage betrifft – wie erkrankte Sänger*innen.

Insofern denke ich, dass der Begriff Stimme an dieser Stelle im übergeordneten Sinn alle Musizierenden und musikpädagogischen Fachkräfte gleichermaßen betrifft.

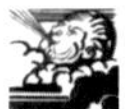

Was kann nun die Erfahrung der eigenen Stimme im Hinblick auf Musizierende und musikpädagogische Fachkräfte sein?

Nicht selten werden Instrumentalist*innen im Studium von Lehrenden ermutigt und angeleitet, musikalische Phrasen wirklich auch zu singen. Meist kommen sie dann verständnislos zu mir, dass sie es wohl versuchen würden, sie aber weder den Sinn verstünden, noch es, ohne heiser zu werden, wirklich könnten.

Ich denke, es geht dabei um die Möglichkeit einer unmittelbaren – weil rein körperlichen – Wahrnehmung des eigenen Ausdrucks, also dessen, wie man eine Phrase musikalisch ausdrücken also was man musikalisch mit ihr sagen möchte. Diese Erfahrung soll dann dabei helfen, dem Instrument die eigene Stimme zu verleihen, sich also beim Spielen besser ausdrücken zu können.

Stimmklang entwickelt sich durch eine Schwingung im strömenden Ausatem. Durch gutes Körperbewusstsein und eine ausgewogene Körperspannung kann die Luft „trotz“ des Widerstandes von Phonation und Artikulation stets frei strömen. Beim Instrumentalspiel geschieht meiner Meinung nach dasselbe. Das Instrument bietet auch einen Spielwiderstand, der im freien Fluss der Atemkräfte überwunden – im Sinne von in die Spielbewegung integriert – werden kann.

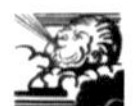

Neben den beschriebenen – auf ein Instrument bezogenen – Spielanforderungen schränken oft auch muskuläre oder mentale Festhaltungen die Ein- oder Ausatembewegung während des Spiels ein (das betrifft auch Nicht-Bläser*innen). Dies ist oft ein Zeichen von Anstrengung, Unsicherheit und Angst. Es ist derselbe Effekt, als würde einem die Stimme versagen: Musizierende sind dann eigentlich in diesem Moment sprachlos. Seine Aussage bleibt ungesagt und damit im Klang auch „ungespielt“. Im Publikum höre ich dann ein Musikstück, „verstehe“ die Spielenden aber nicht, weil sie in Wirklichkeit während des Musizierens in gewisser Weise „schweigen“.

Streicher*innen und Pianist*innen fällt es in der Atem- und Körperarbeit oft besonders schwer während des Spielens frei zu atmen oder gleichzeitig einen Ton zu singen bzw. zu „tönen“. Schulpraktisches Klavierspiel ist dafür auch ein gutes Beispiel. Oft erschrecken Studierende dann selbst darüber und fangen an sich zu fragen, warum das so ist.

Meist halten sie dann, während sie spielen, die Luft an: Im wahrsten Sinne des Wortes, um ja keine Fehler zu machen.

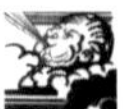

Manchmal ist es bei Musizierenden auch die ganz persönliche Art zu denken und zu fühlen, die ihre Art zu stehen, zu atmen, sich zu bewegen, zu singen und zu sprechen beeinflusst. Der Mensch in seiner Stimme (auch in seiner „Inneren"), ist im Singen und Spielen kein anderer als auch sonst in seinem Alltag. Er erfährt dieselben Grenzen, Schwierigkeiten, Bemühungen oder Verhaltensmuster. Ebenso aber auch die Freude, Kraft und Gelassenheit.

Je mehr sich körperlich muskuläre Beweglichkeit und eine damit verbundene größere Vitalkapazität entwickeln, desto mehr kann sich der gesamte Mensch und Musizierende auch in seiner Stimme und Stimmung von empfundenem Druck und seinen ihn einschränkenden Atem- und Bewegungsmustern befreien: Denn im gewohnten Verhalten ist immer auch ein „Halten".

In diesem Prozess des Freiwerdens in ihrem Atem, Körper und in ihrer Stimme können sich sowohl Sänger*innen als auch Instrumentalist*innen immer mehr im Kontakt zu ihrer (auch „inneren") Stimme erleben. Dadurch wächst ihre Kontaktfähigkeit zum Instrument bezogen auf Direktheit und Intensität. Und somit auch ihr individueller musikalischer Ausdruck. Dies ist zumindest meine Erfahrung in der Arbeit mit Studierenden und Berufsmusiker*innen aller Fachbereiche.

Seit ich an den Hochschulen für Musik Würzburg und Freiburg im Bereich Atem- und Körperarbeit, Stimmbildung und Sprecherziehung und an der Hochschule für Musik und Theater Rostock als Koordinatorin des Bereiches Kunst und Gesundheit arbeite, möchte ich bei Studierenden und Lehrenden das Bewusstsein dafür wecken, wie bereichernd für die Entwicklung von Gesangtechnik bzw. Technik im Instrumentalspiel diese sehr persönlichen Erfahrungen mit dem eigenem Atem und Körper bzw. der eigenen Stimme sein können.

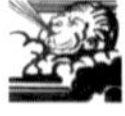

Ist erst mal klar geworden worum es geht, entwickeln Studierende Freude und Neugier, sich selbst auch ohne Instrument begegnen zu können. Sie empfinden dadurch in ihrem Erleben von Atem, Körper und Stimme intensiv die Bedeutung einer persönlichen Aussage auf der Suche nach ihrem eigenen musikalischen Ausdruck.

Für Singende ist das Erleben ihrer Singstimme selbst oft zu sehr belastet von ihrer eigenen (Klang-)Erwartung, von ihrem gesangtechnischen Verständnis bzw. dessen Umsetzung und/oder von musikalisch zu bewältigendem Repertoire. Sänger*innen lernen besonders die Qualität schätzen, sich auch ohne Ton in Atem und Körper erfahren zu können: Also das in der Empfindung und im Bewusstsein erleben zu lernen, was dann in letzter Konsequenz – ebenso wie beim Instrumentalspiel – zu Ton und Klang werden kann. Es ist eine große innere Entlastung, z.B. die Qualität des Einatems empfinden zu dürfen, ohne den Atem gleich für das „Produkt" Ton instrumentalisieren zu müssen.

Stimme ist in gewisser Weise auch ein Blasinstrument. Bläser*innen wird oft beim Experimentieren mit ihrer eigenen Stimme bewusst, wie sehr sie sich sonst in den Widerstand des Anblasdruckes „in“ ihr Instrument stützen. Ist der Widerstand bei der Phonation geringer, finden sie zu Beginn der Arbeit nur schwer in eine stabile und dennoch „ausatmende“ Luftsäule.

Oft halten Sänger*innen und Bläser*innen ihren Ausatem in missverstandener Atemstütze zurück, um die Luft beim Singen oder Blasen nicht zu „verlieren“. Dadurch entwickelt sich Druck im Körper und im Kehlkopfbereich. Dann ist oft auch die Artikulation bzw. die Bewegungsfreiheit der Zunge eingeschränkt. Selbst Musizierende der Streichinstrumente erleben, wenn ich sie beim Spielen darauf hinweise, dass sie nicht (mit-)singen könnten, wie stark die Wechselwirkung ihrer Unfreiheit im Atem, Druck im Hals/Kehlkopfbereich und ihrer muskulären Anstrengung bzw. Unfreiheit im körperlichen Bewegungsfluss beim Spielen ist.

Die uns mögliche oder unmögliche freie, druckfreie Phonation kann ein Seismograph für jegliche Freiheit oder Verspannung/Fehlbelastung im gesamten Körper sein. Ich ermuntere gerne, sich immer zu fragen: Könnte ich jetzt einen freien kraftvollen Ton singen/blasen? Wenn nicht, wird dabei der Verlust von Elastizität und freier Beweglichkeit dann sehr schnell deutlich.

Da das Instrument für Instrumentalist*innen – wie auch für Sänger*innen – ihre individuelle Stimme ist, können Musizierende beim Spielen/Singen spüren lernen wie frei oder unfrei sie in ihrer musikalischen Aussage körperlich während der Interpretation sind.

Jeder Verlust von körperlich/mentaler Elastizität ist für mich ein Verlust zum Zugang zur eigenen Kraft und somit zum „Motor“ für unser Instrument. Sei es für die Stimme selbst beim Gesang oder für das Instrument beim Instrumentalspiel, welches der (inneren) Stimme des Musizierenden Ausdruck verleihen soll.

Stimme spiegelt sowohl das freie oder unfreie Zusammenspiel von Atembewegung und Körperempfindung als auch unsere Gestimmtheit wider. Sich als Musikerin oder Musiker selbst körperlich-mental (ein-)stimmen zu lernen, ist meiner Meinung nach genauso wichtig wie sein Instrument zu stimmen.

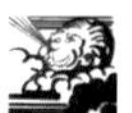

II. Atem und Alltag

KÖRPERHALTUNG – LEBENSHALTUNG
GEFÜHLE
BEWUSSTSEIN
ENERGIE

KÖRPERHALTUNG – LEBENSHALTUNG

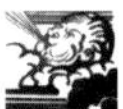

Je freier sich die Atembewegung im Körper entfalten kann, desto mehr Vitalkapazität und (Lebens-) Energie stehen zu Verfügung. Einatemweite und Lösungsenergie der Rückschwingkräfte im Ausatem bedingen und begleiten dann grundsätzlich jede unserer „alltäglichen" Bewegungen.

Das Bewusstsein für unsere Atembewegung kann im besten Sinne zu unserem Alltag werden: So unterstützen die Rückschwingkräfte der Ausatembewegung die körperliche Aufrichtung im Sitzen und Stehen. Die Bewegungsrichtung des nach oben zurück schwingenden Zwerchfells trägt uns sozusagen durch die ausströmende Luft mühelos nach oben. Der Schultergürtel löst sich dabei nach unten und wir erfahren Aufrichtung als angenehm und wohltuend. Wir müssen uns nicht mehr halten, sondern sind in und von der Aufrichtungsbewegung im Ausatem getragen. Ebenso erleichtert der frei strömende Ausatem das Aufstehen oder Treppensteigen. Eine durchaus hilfreiche Alltagserfahrung.

Im Gegensatz hierzu wirkt die sich entwickelnde Einatemweite stabilisierend beim Abwärtsgehen und beim Hinsetzen. Das sich im Einatem senkende Zwerchfell wird in einer körperlichen Bewegung nach unten zusätzlich unterstützt.

Das klingt im ersten Moment sehr banal und einfach: Aber auf diese Weise können sich durch die in uns freier werdende Ein- und Ausatembewegung körperliche Beweglichkeit und Vitalkapazität in gegenseitiger Wechselwirkung immer mehr entwickeln. Wir spüren und lernen dabei, dass wir uns nicht mehr anstrengen müssen, wenn wir an unserer inneren Kraft sind. Ob es nun das Wohnung putzen, das Laub kehren, den Rasen mähen, kochen oder am und mit dem Instrument üben, musizieren oder unterrichten ist: Alles ist von der derselben inneren Kraft getragen, und in all unser Tun und Handeln kann dann unsere persönliche körperlich-mentale Energie mit einfließen. Es ist dabei sogar unwichtig, ob wir subjektiv auf dies oder jenes in diesem Moment wirklich „Lust" haben.

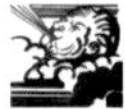

Wenn wir uns entscheiden, was und aus welchen Gründen auch immer jetzt zu tun, entscheiden wir uns im selben Augenblick auch unsere Kraft in dieses Tun einfließen zu lassen. Es sei denn, wir spüren diese innere (Lebens-)Energie nicht. Dann empfinden wir alles, auch das Musizieren oder jegliches Tun und jeglichen Kontakt als anstrengend.

Dieses Bewusstsein für sich selbst und die damit verbundene körperlich-mentale Empfindung kann im Alltag erfahren und gefördert werden, ohne dass es deshalb zu einem bemühten und kontrollierten Tun wird.

Ist die „äußere" Körperbewegung in Harmonie mit den von „innen" her wirkenden Kräften der Atembewegung, werden Atembewegung und Körperhaltung mit der Zeit immer freier und gelöster: Die befreite Atembewegung modelliert sozusagen von innen die äußere Körperhaltung. Das wachsende Bewusstsein für die innere Atembewegung, ich nenne es dann den inneren Atemkörper, ermöglicht es mit der Zeit, den äußerlich empfundenen muskulären Körper mit seinen Festhaltungen immer mehr zu lösen.

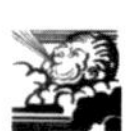

Diese gelöste und dabei zugleich kraftvolle Gesamtdisposition wird allmählich immer mehr im Atem- und Körperbewusstsein verankert: Sie ist unser Alltag und geht auch nicht mehr so schnell verloren, weil wir die Kraft und Elastizität kennen gelernt haben und nun im besten Fall auch nicht mehr aufgeben wollen.

Zumindest haben wir eine Wahl: Wir können in jedem Moment des Alltags, am besten gleich morgens beim Aufstehen im Ausatem entscheiden, ob wir uns im Alltag und in unserem Leben allgemein über unsere Kraft – dann aber auch über unser persönlichen Grenzen – definieren wollen, oder über Bemühung und Anstrengung.

Unsere Körperhaltung spiegelt diese Lebenshaltung der Umwelt wider: Sind wir unangestrengt, energievoll im Kontakt zur Atembewegung bewegt und aufgerichtet. Oder gehen und stehen wir energielos gebeugt oder muskulär und im Atem hochgezogen – um Haltung bemüht – in unserem Alltag und Leben.

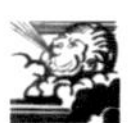

GEFÜHLE

Die Atembewegung wird von unserem Körper autonom und unwillkürlich gesteuert. So müssen wir im Schlaf nicht daran denken, weiter zu atmen. Wir atmen unbewusst weiter und das ist gut so. Andererseits können wir in letzter Konsequenz nicht selbst entscheiden, ob oder auch wie lange wir atmen wollen: Die Atembewegung bewegt uns so lange selbständig, wie das Atemzentrum dafür den physiologischen Impuls gibt.

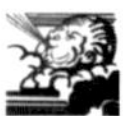

Wir sind in gewisser Weise physiologisch gesehen davon abhängig sind, ob es – das bedeutet unser Körper – uns (be-)atmet oder nicht. Unser Wille, atmen zu wollen, hilft uns da nicht weiter.

Wir erleben Atembewegung im Alltag aber oft nicht nur physiologisch. Im Gegensatz zum außer Atem kommen beim Rennen, bemerken wir je nach Gefühlslage vielleicht das Aufatmen und Seufzen vor Erleichterung, das Atemanhalten vor Angst, das Atemstocken bei Betroffenheit oder Trauer, den schnellen Atem bei Aufregung oder Neugier.

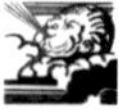

Unsere Atembewegung ist also mehr als die physiologisch wichtige Sauerstoffversorgung. Wir kennen es alle aus eigener (Lebens-)Erfahrung, dass sich unser seelisches Erleben auch in der Atembewegung widerspiegelt.

Gefühle bewegen uns ebenso rein körperlich gesehen: Wir kennen Freudentränen und Tränen der Trauer, es schüttelt uns körperlich vor Lachen oder vor Weinen. Eine Emotion ist Bewegung (Motion) und wenn wir uns bewusst erlauben können, dass uns Gefühle auch körperlich ergreifen, uns also bewegen, ist es zumeist auch ein (Er-)Leben der Gefühle im Atem. Wenn es im vollen Bewusstsein und ohne Wertung geschieht, müssen wir uns nicht vor unseren Gefühlen fürchten, sondern lernen Gefühle (und uns selbst darin) im Atem kennen und können sie dann auch als einen Teil von uns begreifen. Wir lernen Gefühle zu erleben und im Kontakt zu unseren Gefühlen zu leben.

Wir können körperliche Offenheit ebenso in Freude wie in Trauer empfinden, wenn wir uns körperlich in diesem Augenblick nicht mehr verschließen. In jedem Fall ermöglicht unser Bewegt-Sein in welcher Situation auch immer eine Bewegung und ein Handeln im Außen. Im Gegensatz dazu lähmen uns Erstarrung und Festhaltung. Unsere Körperempfindung ist unsere Lebensempfindung: Sind wir körperlich angespannt, empfinden wir unsere Umgebung und Realität genauso. Sind wir körperlich gelöst, erfahren wir uns im Umgang mit unserem Alltag flexibler und freier.

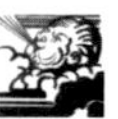

Insofern ermöglicht Atem- und Körperarbeit den Zugang zu einer anderen Wahrnehmung unserer Körper- und somit Lebensrealität. Indem wir lernen, uns grundsätzlich in unserer muskulären Durchlässigkeit beweglich und flexibel zu empfinden, erscheint uns unser Alltag weniger „bedrohlich“. Wir können alles an uns heranlassen und gegebenenfalls wieder „abfedern“. Wir werden nicht fest, machen nicht zu, sondern bleiben von der Atembewegung auch weiterhin bewegt.

Dies ist auch in Stresssituationen auf Handlungsebene sehr wertvoll. Im Alltag oder auch in Konzert und Vorspielsituationen kann auf diese Weise in der bewussten Atem-Körperempfindung eine (Auftritts-) Angst anders erlebt werden. Wir zwingen uns in diesem Moment nicht, ruhig atmen zu müssen, und reden uns auch nicht ein, keine Angst bzw. keinen Respekt vor den Anforderungen dieser Situation haben zu wollen oder zu dürfen.

Weil wir gelernt haben, körperlich grundsätzlich im Kontakt und somit im Bewusstsein der Atembewegung, die uns durchdringen will, zu bleiben, wird diese Empfindung zu einem „Gegenüber“, das uns hilft, in jeder Situation bewegt und handlungsfähig zu bleiben. Je mehr wir uns der Durchlässigkeit für die Atembewegung in Extremsituationen anvertrauen (wie auch sonst immer im alltäglichen Leben) desto „normaler“ scheint es uns, auch eine solche Situation angehen und gut zu bewältigen zu können: Unser Selbstvertrauen und unsere Belastbarkeit wachsen.

Nicht obwohl, sondern weil es schwer war, ist es gelungen: Weil es eine Herausforderung war, ist es uns gelungen, besonders intensiv mit uns in Kontakt zu bleiben. Das klingt paradox, weil wir in solchen Situationen sonst eher das Gefühl kennen, uns zu verlieren oder/und nicht mehr handlungsfähig zu sein.

Ein Musikstudent sagte mir nach seiner Abschlussprüfung, vor der er großen Respekt hatte, freudestrahlend: „Im Prüfungsstück von Johann Sebastian Bach habe ich mich so gefunden wie sonst in meinem Atem. Was für eine Befreiung im Spiel ...“

Dies sind und bleiben unvergessliche Schlüsselerlebnisse: Es wächst ein tiefes Vertrauen, dass wir durch Atem- und Körperbewusstsein auch in größten Nöten auf uns selbst und unsere Kraft zurückgreifen, und diese Energie als empfundene (Er-)Lösung in Wort und Tat in Ausdruck lassen können.

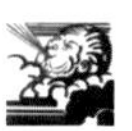

Dann wollen wir auch nicht mehr Gefühle unterdrücken (müssen), um in unserem Alltag „funktionieren“ zu können. Im Gegenteil: Wir wollen immer mehr in allem, was uns bewegt, lebendig, durchlässig und in unserer Atembewegung für uns selbst empfindungs-bewusst bleiben. Auf diese Wiese werden wir wieder gefühl-voll und kommen zugleich an unsere Kraft.

BEWUSSTSEIN

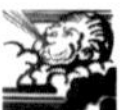

Atem- und Körperarbeit ist für mich Bewusstseinsarbeit. Ich meine damit einen Weg, Bewusstsein für sich selbst zu entwickeln. Dieses Bewusstsein ist vielleicht nicht unbedingt das, was wir am Anfang der Arbeit für unser Bewusstsein halten: Das erlebe ich eher als das, was uns kontrollieren will.

Bewusstsein ist für mich eine Erfahrung von: „Ich habe eine Freiheit Entscheidungen für mich und mein Handeln zu treffen.“ In diesem Bewusstsein kann das „Was“ und das „Wie“ wir entscheiden wollen, von unserer Denkgewohnheit völlig abweichen. Wann und wie viel Mut haben wir dann, in diesem Augenblick diesem Impuls wirklich zu (ver-)trauen und ihm zu folgen? Denn scheinbar widerspricht dieser Impuls doch dem, was wir denken, oder glauben denken zu müssen. Oft will uns dann unser gewohntes Denken zu gewohntem Handeln, zu einer anderen (weil gewohnten) Entscheidung drängen.

Die Körperempfindung widerspricht jedoch in diesem Moment dem im Denken Gewohnten. Das ist dann immer sehr spannend und zugleich auch das Besondere und Schöne an meiner Arbeit mit Atem und Körper. Sei es in der Begegnung mit Musiker*innen, Schauspieler*innen, Therapeut*innen oder in der Arbeit mit einfach nur an Lebensqualität interessierten Menschen.

Ich betrachte meine Arbeit gar nicht primär leistungsbezogen, obwohl es in der Atem- und Körperarbeit paradoxerweise gerade darum geht, leistungsfähiger zu werden: Jedoch ohne diese Arbeit selbst, mit Leistung zu besetzen.

Oft wird Kraft im Alltag mit dem Gefühl der Anstrengung verwechselt oder gleich gesetzt: „Viel hilft viel, streng Dich an, sonst erreichst Du nichts, man muss sich schon bemühen, es geht nur so und nicht anders, es war schon immer so, da könnte doch jeder kommen ...“ Wer kennt diese Grundsätze in Bezug auf unser Tun nicht?

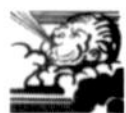

Wenn wir jedoch durch Atem- und Körperarbeit allmählich wirklich an unsere Kraft und Energie kommen, empfinden wir das, was wir dann im Alltag tun (müssen), zwar durchaus als Arbeit, aber nicht wirklich als eine Anstrengung, die uns erschöpft.

Das führt oft gleich zu Beginn der Arbeit zu einem Um-Denken. Wir denken plötzlich über Dinge unseres Alltags und uns selbst anders, weil wir uns anders empfinden und fühlen. Probleme, die wir für Fakten hielten, finden im Bewusstseinsprozess dann oft erstaunliche Lösungen, an die wir vorher gar nicht denken konnten. Das Denken schränkt uns oft ein oder greift nur auf Bekanntes (... denken können und wollen) zurück.

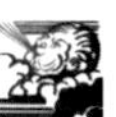

Auch der Begriff Effektivität kann dann neu betrachtet und definiert werden: Inwiefern kann Forcieren und Überfordern effektiv bezogen auf das gewünschte Ergebnis sein? Was setze ich überhaupt als das zu erreichende Ergebnis für mein Tun fest? Welchen Spielraum habe ich oder nehme ich mir, die Regeln selbst zu definieren? Und was haben mein Atem und Körper überhaupt mit mir, meiner Art zu leben und zu handeln zu tun?

Da setzt meine Arbeit an: Atem und Körper sind der Spiegel unserer Art zu leben und das Leben zu sehen. Der Satz von Frau Prof. Ilse Middendorf „Wie ich atme, so lebe ich", und die darauf basierende Atem- und Körperarbeit von Barbara Karst – sich durch die in der Atemarbeit gemachten Erfahrungen wirklich auch persönlich weiterentwickeln können – haben mich sofort begeistert. Meinen Atem wahrnehmen zu lernen heißt dann, einen Dialog mit mir über die Art und Weise, wie ich lebe und wer ich bin zu eröffnen. Mit und im Kontakt zu meinem Körper, unabhängig davon, was ich über mich denke. Ich erfahre Dinge über mich und aus mir heraus. Keiner suggeriert mir etwas, sondern ich selbst trete in einen Dialog mit mir. Atem und Bewegung – Bewegung und Atem: Wie bewege ich mich, wie lasse ich mich bewegen. Eine tief greifende Erfahrung, die Entwicklung ermöglicht.

Musizierenden und musikpädagogischen Fachkräften ist neben den rein instrumentaltechnischen Anforderungen die eigentliche künstlerische Arbeit am Ausdruck und an der musikalisch persönlichen Aussage wichtig: Selbst bewegt zu sein und dadurch andere zu bewegen. Die Übersetzung einer tief empfundenen Musikalität in Klang über Bewegung, sei es der Finger, der Arme, des bewegten Körpers oder des Atems. Die Emotion wird durch „Motion" (Bewegung) zum Klang. Was will ich musikalisch empfindend persönlich aussagen? Was bewegt mich? Wie bewege ich mich und andere?

Eine Studentin sagte mir: „Im Hauptfachunterricht ist mir gesagt worden, die Töne seien ja alle richtig gewesen, aber ..." Wir gingen gemeinsam auf die Suche nach einer Antwort auf die Frage, wie sie sich selbst beim Musizieren empfindet, wie viel sie von dem, was sie sagen möchte, in einer musikalischen Phrase wirklich mitteilen kann und will. Sie war Bläserin, und natürlich war dann die Atem- und Körpererfahrung dabei ein wichtiger Vermittler in der Wahrnehmungsarbeit für ihr Bewusstsein.

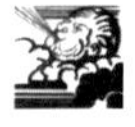

Die Atembewegung hat natürlich – und zum Glück auch rein funktional – physiologische Aspekte. Das ist zu Beginn der Arbeit eine große Hilfe. Beschäftigt man sich jedoch länger und intensiv damit, wird erfahrbar, dass der Atem und die Atembewegung in unserer Empfindung wirklich auch wir selbst sind.

Ein Seufzer im Alltag ist physiologisch gesehen ein tief gelöster Ausatemimpuls. Aber ist ein Seufzer in unserem Bewusstsein nicht auch mehr? Wie oft stockt uns der Atem? Ist da neben der Atemfunktion nicht noch etwas? Eine sehr persönliche Atem- und Lebensempfindung? Dieses Etwas ist, so denke ich, in der Erfahrung von Atem und Körper das Wesentliche.

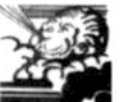

Plötzlich merken wir, dass uns unsere Atembewegung mit der in unserem Körper verbundenen Durchlässigkeit einen Dialog mit uns selbst anbietet. Daraus erwächst immer mehr Bewusstsein für uns selbst und für das, was wir empfinden, wie wir handeln, wie und was wir als Musizierende und als musikpädagogische Fachkraft ausdrücken können und auch wollen.

ENERGIE

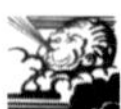

Wenn wir den Weg in der Atemarbeit immer weiter gehen, uns immer mehr und tiefer auf unsere Atembewegung in uns einlassen, erfahren wir mit der Zeit, dass uns auch immer mehr Energie zufließt. Wir fühlen uns leichter und lebendiger und immer mehr den Aufgaben, die das Leben an uns stellt, gewachsen.

Die heutige Zeit und Welt sind geprägt von Stress, Hektik und Forderungen: Nicht zuletzt auch von den Forderungen, die wir an uns selbst stellen. Im Gegensatz dazu sind Ruhe, Stille, Achtsamkeit, das Wissen und die Besinnung auf die eigenen Ressourcen im Alltag eher selten anzutreffen. Hektik, eine Form des Forcierens, bestimmt den Puls und den Atem der Zeit. Der Leistungsdruck spiegelt sich in unserer Atemlosigkeit. Und manchmal sind wir darin auch wirklich sprachlos mit uns selbst und mit anderen. Im Körper halten wir uns „oben", um nicht unterzugehen und lassen uns dann, wenn wir alleine sind oder uns unbeobachtet fühlen, fallen. Unsere Elastizität ist oft eingeschränkt, wir erleben uns müde, und manchmal auch klein und unfähig.

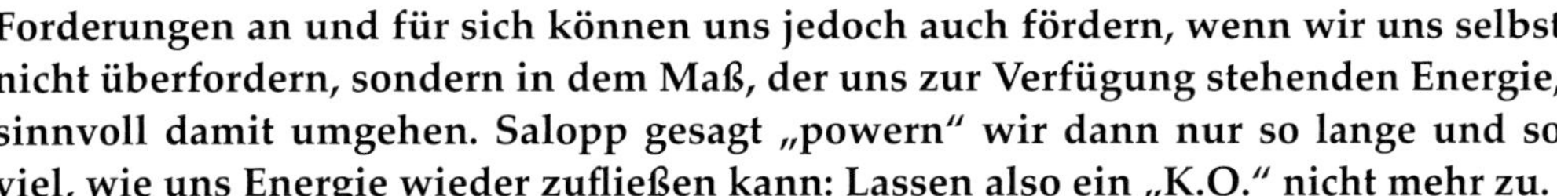

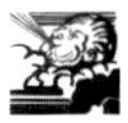

Forderungen an und für sich können uns jedoch auch fördern, wenn wir uns selbst nicht überfordern, sondern in dem Maß, der uns zur Verfügung stehenden Energie, sinnvoll damit umgehen. Salopp gesagt „powern“ wir dann nur so lange und so viel, wie uns Energie wieder zufließen kann: Lassen also ein „K.O.“ nicht mehr zu.

Das Bewusstsein für unsere Atembewegung und körperliche Elastizität kann dabei eine große Unterstützung sein: Es fließt uns so viel Energie zu, wie wir uns im Einatem körperlich dafür öffnen, und wir können so lange unsere Aufgaben „erledigen“, wie wir unseren Ausatem, unsere Kraft spüren. Unsere Atembewegung kann somit auch unsere Energiequelle im Alltag sein, indem wir lernen, uns unserer muskulären Elastizität im Atem bzw. unserem (Atem-)Bewusstsein immer mehr anzuvertrauen.

Durch diese Achtsamkeit und „Entschleunigung“ kann unsere Vitalkapazität wachsen: Wir erleben uns dann immer kraftvoller und leistungsfähiger. Wir kommen in unserem Leben nicht mehr so schnell außer Atem.

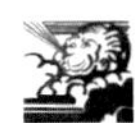

Für das Instrumentalspiel oder Singen ist ein gewisses Maß an körperlicher Energie Grundvoraussetzung. Das bedeutet, wenn wir im Alltag schon müde sind, wird es am Instrument nicht unbedingt einfacher, sich frei zu spielen. Besonders für Berufsmusiker*innen ist die Beschäftigung mit dem Instrument dann nicht unbedingt lösend.

Manchmal gelingt es jedoch auch, sich im Instrumentalspiel oder Singen von allen Alltagseinschränkungen zu befreien. Dann erscheint es einem in dieser Wechselwirkung sofort auch leichter, den darauf folgenden Alltag bewältigen zu können. Es geht also immer um die uns zu Verfügung stehende oder freiwerdende Energie, von welcher Seite auch immer wir kommen.

In jedem Fall kann ein Bewusstsein darüber, was diese Energie ist, wie sie in uns fließt und uns bewegt, eine große Hilfe dabei sein, nicht mehr nur darauf warten zu müssen, ob sie da ist oder nicht. Wir können sie selbst nicht herstellen, aber wir selbst haben Einfluss darauf, ob sie sich in uns entwickeln kann oder nicht.

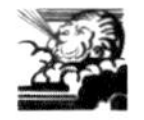

Diese Energie ist ein Wohlgefühl im Körper und die Empfindung, dass uns nicht so schnell etwas „umhauen“ kann. Wenn wir uns immer mehr in den Prozess vertiefen, dass wir nach dieser Energie in uns fragen und sie auch in der Atembewegung suchen und entdecken wollen, verstehen wir immer mehr, dass es dabei um eine innere Entscheidung geht.

Die Atembewegung hilft uns dabei, dieser Lebensenergie in unserem Körper bewusst zu begegnen. Natürlich kann es kein starres Schema für diese Empfindung im Körper geben und doch lässt sich eine Struktur darin erleben, an der wir uns orientieren lernen können.

Es entwickeln sich mit der Zeit in der Atembewegung deutliche Richtungen des Energieflusses im Körper. Die Energie wird zu einer körperlich wahrnehmbaren realen Empfindung. Alle, mit denen ich arbeite, und die sich soweit auf diesen Prozess eingelassen haben, erleben es als etwas „Stoffliches", also nicht nur in ihrer Vorstellung.

Beim Musizieren fließt dieser „Stoff" in den Klang mit ein. Wenn derjenige beim Spiel diese „Qualität" entdeckt, treffen sich unsere Blicke, und wir wissen beide, ohne im Moment darüber zu sprechen, dass es für uns beide spürbar und dadurch auch hörbar war. Das ist für mich immer ein fast magischer Moment. Da wird klar, was uns jegliche Bemühung versagt. Ist diese Energie spürbar, wird jede Bemühung absurd, weil sie den Fluss dieser Kraft stört.

Diesen Weg kann jeder „pädagogisch" begleiten, wenn er ihn selbst in sich gegangen ist. Es ist überhaupt nicht kompliziert. Der Entwicklungsweg folgt physiologischen Gesetzen und Strukturen, die in jedem Körper angelegt sind.

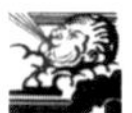

Voraussetzung ist die muskuläre Durchlässigkeit für die Atembewegung. Man könnte sagen, das ist der erste Schritt in die Richtung. Dann kann sich allmählich der Energiefluss in uns entwickeln und in letzter Konsequenz auch im Leben und Klang befreien.

Das Verwirrende am Anfang ist, dass der Energiefluss immer in entgegen gesetzten Richtungen wirkt und sich dadurch erst spürbar stabilisiert. Das mutet zu Beginn zunächst chaotisch an, weil wir in unserem Denken – und dadurch auch in unserer Vorstellung meinen – alles müsse geordnet und übersichtlich sein, damit wir es verstehen (und vor allem kontrollieren) können. Unser Empfindungsbewusstsein ist da viel „schlauer". Es empfindet Gegensätzlichkeit nicht als Verspannung und Sackgasse, sondern als Lösung und Befreiung.

So entwickelt sich in der Einatembewegung des Körperbereiches oberhalb vom Zwerchfell der Energiestrom in einer körperlich wahrnehmbaren Bewegungsrichtung sowohl nach oben als auch zugleich bestätigend nach unten. Im Bereich unterhalb des Zwerchfells ist es umgekehrt: Der Energiestrom der Einatembewegung entwickelt sich nach unten und zugleich bestätigend nach oben.

Im Ausatem kehrt sich der Energiefluss jeweils um.

Für Singende ist ebenso die Erfahrung wichtig, dass sie in der Atembewegung den „Rumpf-Beine-Körper" (Atemstrom) und den „Kopf-Körper" (Artikulation und Resonanz) als zwei in Kontakt stehende und einander im Energiefluss bedingende Energieräume entdecken lernen. Das Zwerchfell wird zur Mitte des Rumpf-Beine-Körpers, und die Sprache bzw. Artikulation wird zur Mitte des Kopf-Körpers. Die Atembewegung ist in jeweils beiden „Körpern" – in den jeweiligen Richtungen der Ein- und Ausatembewegung – als Energiefluss wahrnehmbar: Dem Bereich unterhalb des Zwerchfells entspricht der Bereich unterhalb der artikulierten Sprache, und dem Bereich oberhalb der Sprache entspricht der Bereich oberhalb des Zwerchfells. Wenn sich der Energiefluss insgesamt frei entfalten kann – das bedeutet, wenn sich der gesamte Körper von den jeweiligen „Mitten" aus im wechselseitigen, sich bedingenden Kontakt ergreifen lässt – dann wird der Ton und Klang frei.

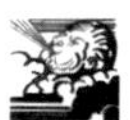

Dieser in der Körperempfindung wahrnehmbare Energiefluss lässt sich schwer in Worte fassen oder bildlich darstellen. Und trotzdem ist es für mich an dieser Stelle wichtig, es zu versuchen. Denn einerseits ist „es" nicht „denkbar", andererseits jedoch so eindeutig wahrnehmbar, dass es deswegen auch vermittelbar ist. Das ist mir wichtig für alle, die sich auf diesen Weg machen wollen.

Es ist nichts Konstruiertes, sondern es ist in uns und in unserem Körper lebendig. Ich möchte an dieser Stelle Mut machen und eines jeden Entdeckergeist und Neugier wecken. Ich bin jetzt 25 Jahre lang damit unterwegs und staune immer mehr. Es ist für mich eine neue Weise, die Welt zu entdecken. Eine Wissenschaft, die einerseits sehr persönlich ist, andererseits mich mit allen, die ich auf diesem Weg begleite verbindet. Deshalb zum Ende dieses Kapitels ein Zitat von einem meiner Atem- „Schüler", oder besser gesagt von einem meiner singenden Mitmenschen:

„Mir tut gut, was du sagst, zu „Können" und „wohltuendem Erleben". Je ruhiger und weniger leistungsorientiert ich es angehe, desto freier spüre ich die Energie nicht mehr als Linie an einzelnen Punkten, sondern als dreidimensionales strömendes Etwas, was ich mit Geist nicht mehr fassen kann.

Am Anfang habe ich viel wahrgenommen von „Ah, da am Zentrum, da spüre ich Kraft, Energie und eben auch eine Richtung". Wenn es aber die Leistungsschiene verlässt und ich mich auf das richtende Bewegte einlasse, dann ist es so umfassend, dass ich es örtlich nicht mehr im Körper fassen kann. Ich kann dann nicht mehr sagen: Es ist da oder da. Sondern nehme nur noch Kraft war. Nicht, dass die Quadranten dann weg wären, aber selbst die Schemata von dir und in meinem Kopf drücken dann nicht mehr gut aus, was ich im Körper an Richtungen empfinde, weil es nur noch im Zusammenspiel einen Sinn ergibt und mehr mit Sein als mit Beobachtung zu tun hat, glaube ich.

Mein Arbeitsfeld, auf dem ich mich insgesamt gerade diesbezüglich befinde, ist „Einlassen" auf einzelne Quadranten, aber zu Beginn eigentlich immer das Einlassen auf den Atem selbst, ihn so zulassen wie er ist. Da haben mir Margreet Honigs Übungen beim Meisterkurs in den Atemstunden auch wieder geholfen, dass ich gerade zu Beginn eigentlich nicht gleich einen festen Plan im Kopf haben kann: „Das muss ich jetzt arbeiten." Wenn ich vorher nicht den Atemkörper gespürt habe, helfen mir rein „leistungsorientierte" Übungen auch nie weiter. Wenn ich es spüren muss oder möchte, mein Kopf es beschreibend verstehen will, dann kommt der Konflikt. Wenn ich es empfinde und zulasse, mich darauf einlasse, dann spüre ich auch keinen Konflikt mehr. Dieses Erleben genieße ich sehr, es gibt mir Kraft und eine große Balance und Zufriedenheit mit meinem Tun." Dem kann ich nur aus vollem Herzen zustimmen.

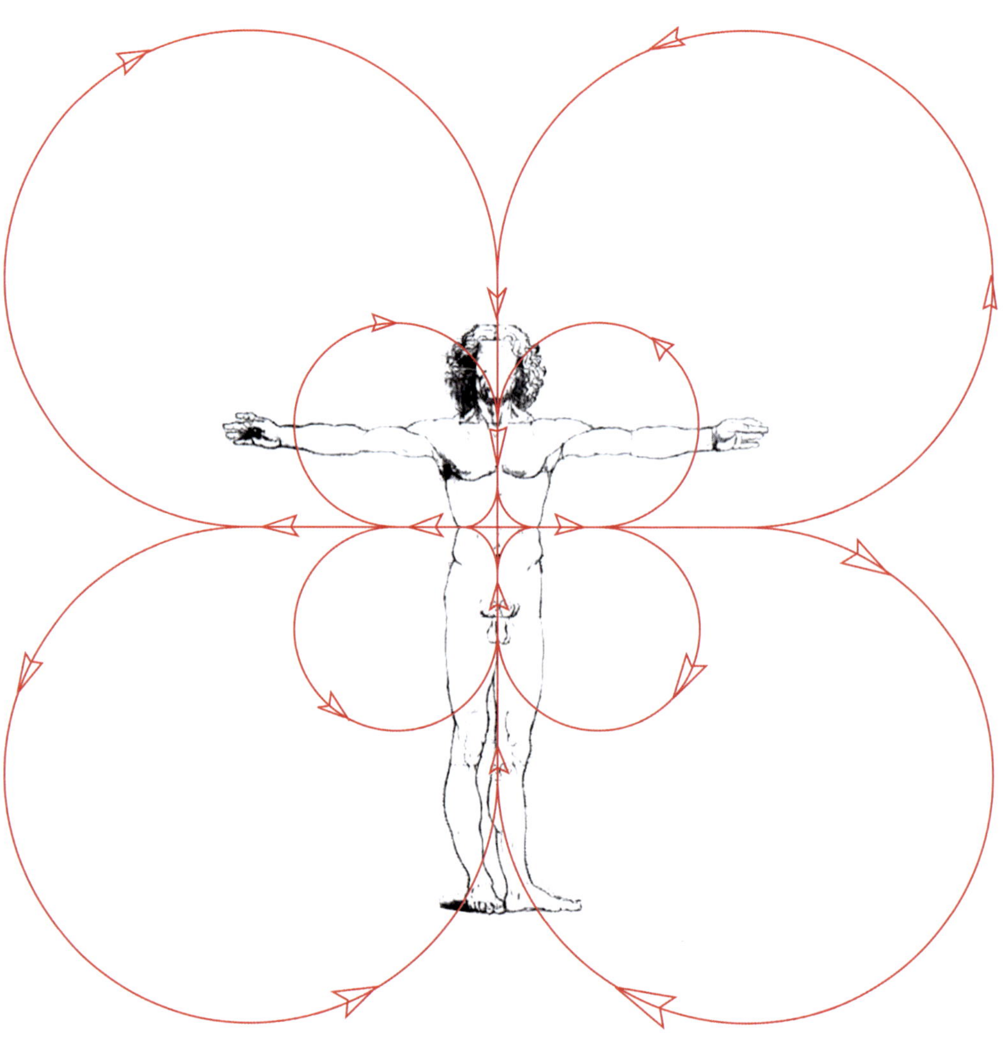

Darstellung des Energieflusses in der Einatembewegung (frontal)

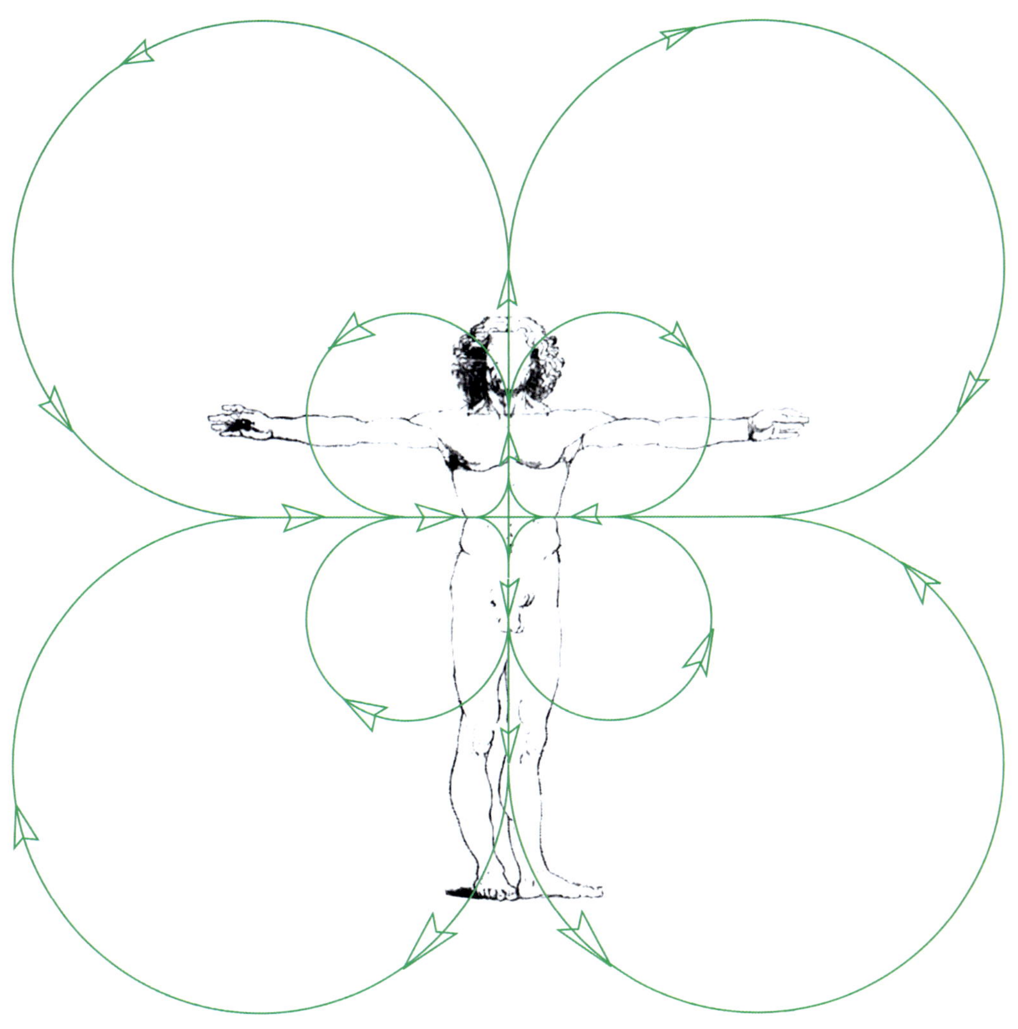

Darstellung des Energieflusses in der Ausatembewegung (frontal)

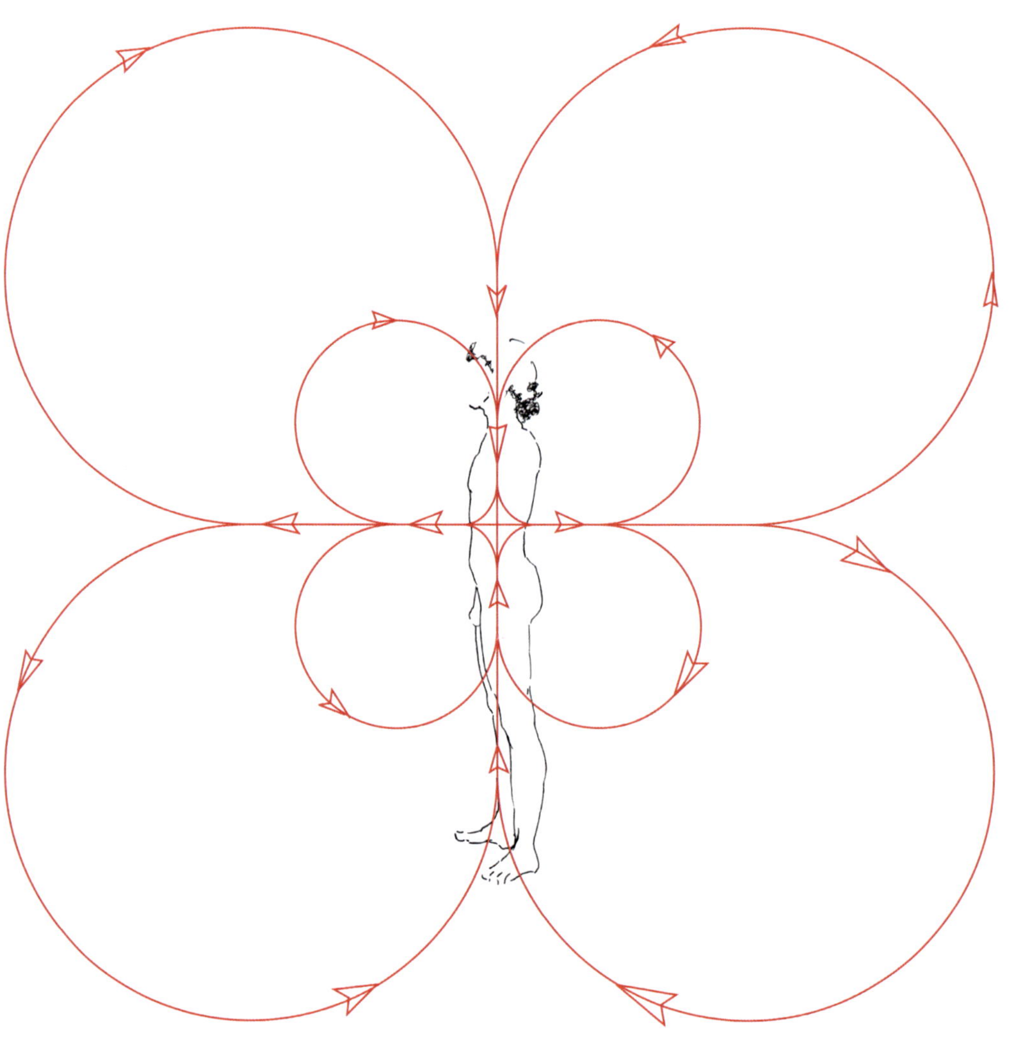

Darstellung des Energieflusses in der Einatembewegung (seitlich)

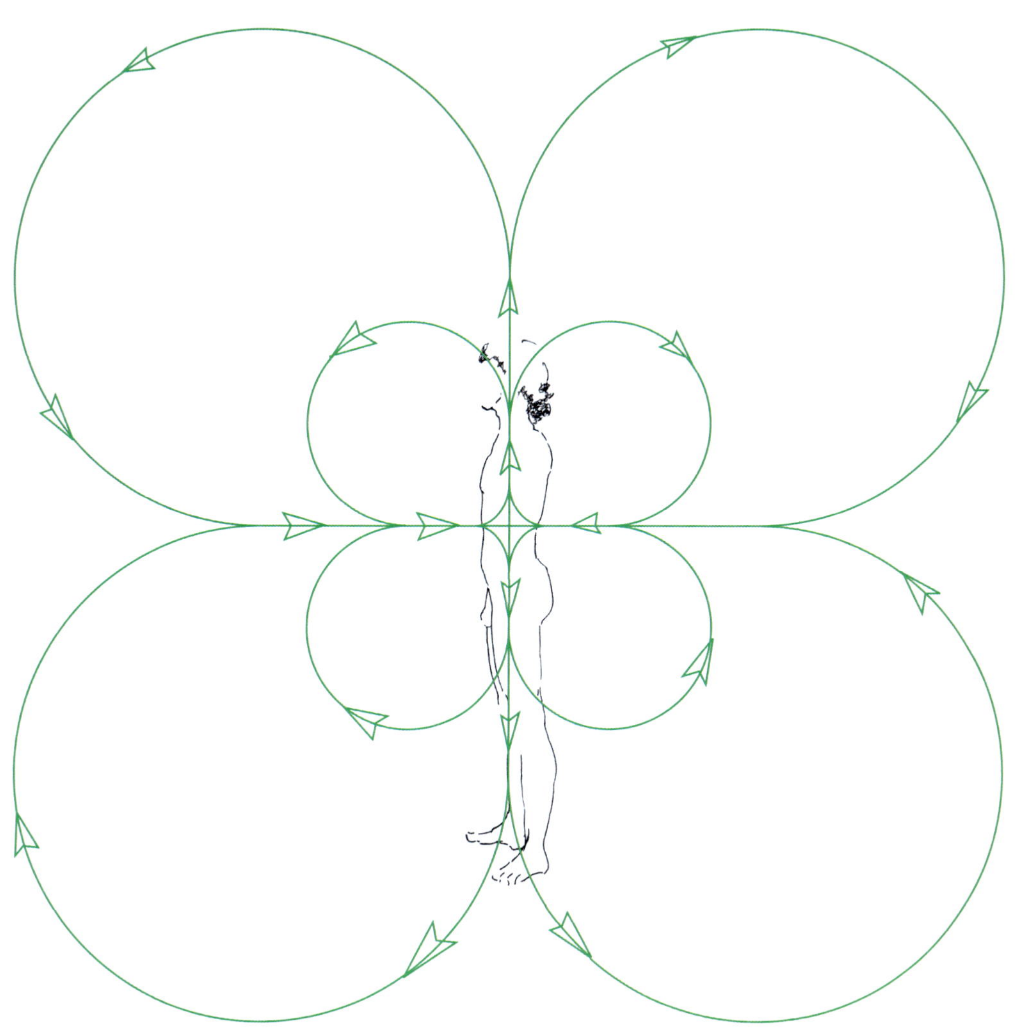

Darstellung des Energieflusses in der Ausatembewegung (seitlich)

III. Atem und Instrument

ATEM UND INSTRUMENT

Beim Instrumentalspiel wirken die für das jeweilige Instrument erforderliche Körperhaltung, die Größe des Instrumentes selbst, und die Art der Klangerzeugung (blasen / streichen / zupfen / anschlagen) auf die Spielenden und ihren Körper zurück.

Bei den einen ist es eine äußere Bewegung, die der Klangerzeugung dient, bei den anderen ist es eine innere Bewegung (nämlich die Atembewegung), die direkt über ein Mundstück, die Lippen oder Stimmbänder eine Schwingung erzeugt.

Zu Beginn der Atem- und Körperarbeit ist es immer wichtig, erst einmal zu beobachten, in welcher Weise das Instrumentalspiel oder der Gesang auf den Körper der Musizierenden und somit auch direkt auf die Atembewegung zurückwirkt. Ich sage dann: „Bitte spiele / singe eine Passage, damit ich sehen kann, wie Dein Körper und Deine Atembewegung auf Dein Spielen / Singen reagieren."

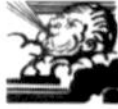

Gerade bei Fortgeschrittenen zeigen sich dabei sofort „Muster", die sich im Laufe des Übens und Spielens in den vorangegangenen Jahren entwickelt haben und zumeist unbewusst sind: Unruhiges Stehen oder Sitzen, unbewusste, Überspannung abbauende Körperbewegungen während des Spiels, physiologisch unökonomisches Sitzen, Körperhaltungen, die dem Gewicht des zu haltenden Instrumentes zu sehr nachgeben.

Es gibt auch schon zahlreiche Gurtkonstruktionen, die das Gewicht des Instrumentes (Fagott, Klarinette, Saxophon, Akkordeon) besser abfangen und somit das „Tragen" erleichtern sollen. Ich erlebe aber oft, dass diese Gurte zwar das Gewicht des Instrumentes abmindern und einen gewissen Halt bieten, aber zum Teil gleichzeitig – in gewisser Weise als „Nebenwirkung"– die Bewegungs- und Atemfreiheit wie ein starres Korsett wiederum einschränken.

Bei Nicht-Bläser*innen sehe ich oft angehaltenen Atem, Phrasierungen ohne Bewusstsein für einen musikalischen Atem, Atemhochziehen beim Ansetzen des Instrumentes oder bei Einsätzen im Ensemblespiel, ein Atemlos-Sein bei technisch schwierigen, virtuosen Passagen. Oder der (An-)schlag von Pianist*innen und Schlagzeuger*innen ist wirklich ein „harter" Schlag, weil die Elastizität für den Schlag im Körper blockiert ist. Selbst Musizierende am Schlagzeug erleben durch die Atem- und Körperarbeit an ihrem Instrument einen anderen „Sound", sobald sie dieses Bewusstsein für die Atembewegung beim Spielen direkt mit einbeziehen können.

Bei Bläser*innen und Sänger*innen fällt oft auf, dass die Einatembewegung zu tief nach unten oder auch oben „gedacht“ (und dann auch muskulär manipuliert) wird, dass die Ausatembewegung durch muskuläre Weitstellung verhindert oder durch Anspannung herausgepresst wird: Und dass schlimmstenfalls all´ diese (Ver-)Spannungen bei dem Versuch, die geforderte Atemstütze einzusetzen, genau das Gegenteil von einer guten Atemführung bewirken: nämlich Atemnot. Oft ist die Luftsäule im Körper nicht in sich stabil, sondern wird nur über den Widerstand der Luftsäule im Instrument aufrechterhalten.

Diese Muster wirken häufig nach dem Üben im Alltag als permanente Verspannung nach. Oder aber gewohnte Alltagshaltungen (auch Lebenseinstellungen) oder die alltägliche Atemlosigkeit in unserem immer hektischeren und perfektionistischeren Umfeld werden ins Üben mitgenommen. Ich versuche immer am Anfang der gemeinsamen Arbeit bewusst zu machen, dass es immer derselbe Körper ist, der zur Tür herein gekommen ist, und der jetzt beginnt zu üben oder zu spielen.

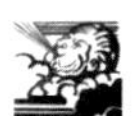

Alles, was vorher da war, ob bewusst oder unbewusst, spielt mit. Gedanken, muskuläre Verspannungen, Ruhe, Unruhe, ja sogar das Handy in der Hosentasche... Es ist sehr sinnvoll, sich erst einmal zu „scannen“, um zu wissen, was alles wirkt, bzw. um sich nicht nach einer Stunde wundern zu müssen, dass man verspannt, unmotiviert oder unkonzentriert ist und eigentlich keine Lust mehr zu üben hat.

Ebenso wichtig aber ist es, einen Moment der guten Disposition, diese bewusst wahrnehmen zu lernen, um sich an Tagen, an denen es nicht so ist, an diese Qualität körperlich erinnern zu können und sie nicht als nur selbstverständlich oder zufällig begreifen zu müssen.

Es gibt bei den einzelnen Instrumenten klar erkennbare „Problemzonen“. Das Instrument und die Spielweise wirken sozusagen in ihren Anforderungen an die Körperhaltung direkt auf den Körper und die Atembewegung des Spielenden zurück. Über das Bewusstsein der frei gelassenen Atembewegung können sich diese dominant belasteten körperlichen Bereiche von „innen“ lösen, und sich dadurch die Spielbewegung oder der Atemfluss selbst (bei Bläsern und Sängern) wieder befreien.

Singende haben es da vermeintlich einfacher. Weil er aber ihr Instrument weder sehen, anfassen noch objektiv hören kann, ergibt sich für sie eine besondere Aufgabe. Da sie das Instrument sind, und zugleich darauf spielen, müssen sie einerseits lernen, sich intensiv wahrzunehmen, andererseits jedoch auch ein gewisses Maß an Distanz dazu entwickeln, also nicht alles „zu“ persönlich nehmen. Allerdings wieder persönlich genug, um ganzheitlich mit dem Erfahrenen weiterarbeiten zu können. Atem, Stimme und Körper sind nun einmal sehr persönlich, und die Stimme ist kein Instrument, welches man aus einem Instrumentenkoffer „auspacken“ und wieder sicher einpacken kann.

Die Stimme ist so sehr mit der Persönlichkeitsempfindung verknüpft, dass es manchmal schwer fällt, die nötigen technischen Übungen zu tun, ohne in bestimmte Verhaltensmuster zu fallen, die den direkten Fortschritt dann verhindern. Erschwerend kommt noch hinzu, dass Singende dadurch Gefahr laufen, ihrem Instrument zu schaden, indem sich im Stimmapparat selbst Fehlfunktionen entwickeln. Meist empfinden Singende mit der Zeit einen gewissen Druck in der Kehle oder/und im Körper, der aber zunehmend zu einer paradoxen verlässlichen Sicherheit wird. Verändert sich dann durch die Atem- und Körperarbeit das Bewusstsein beim Singen höre ich oft die Aussage: „... Ich habe ja gar keinen Hals mehr...“ (siehe hierzu auch: Der Freie Ton, ein Gespräch mit Margreet Honig über Atem und Stimme, erschienen im shaker-media Verlag 2011 - ISBN 978-3-86858-619-0)

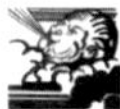

Allgemein kann man sagen, dass sich die vorhandene oder nicht vorhandene körperliche Gesamt-Elastizität für die Atembewegung direkt auf den entwickelnden Klang des Instrumentes (oder auch der Stimme) auswirkt. Oder andersherum gesagt, dass man vom Klang (zum Bespiel Fülle, Dichte, Kern, Tragfähigkeit des Tones) Rückschlüsse auf körperliche Verspannungen und somit auf das Maß körperlicher (Bewegungs-)Freiheit der Musizierenden ziehen kann.

Meist sind Musiker*innen überrascht, wie sehr sich der Klang am Instrument nach einigen Atem- und Körperübungen ohne Ton, im anschließend mit diesem Bewusstsein gespielten Ton ändert. Oft höre ich dann: „War das eben wirklich ich, der so gespielt/gesungen hat ...?“

Deshalb kann ich auf Atem- und Körperebene mit Studierenden aller Fachbereiche am Klang und am musikalischen Atem arbeiten, obwohl ich diese Instrumente, bis auf Querflöte und Klavier, selbst nicht spiele. Ein Posaunist sagte mal spontan zu einem von mir „vorgeführten“ Ausatem: „Das wäre jetzt ein toller Posaunenton gewesen.“ Oder ein Hornist wurde bei einer Orchesterprobe nach einer intensiven Atem- und Körperstunde gefragt, wie er sich eingespielt hätte, weil sein Ton viel voller und kräftiger klang als sonst.

Die Motivation, sich intensiv – weil bewusster – mit Atem und Körperarbeit zu beschäftigen, entwickelt sich paradoxerweise meist erst nach einer solchen Klangerfahrung am und mit dem Instrument. Es ist, als wäre da vorher kein Gedanke gewesen, es für möglich zu halten, dass sich körperliche Konstitution und Disposition direkt auf das Klangergebnis auswirken können. Sportler*innen zweifeln nicht an einem nötigen Warm-up oder Training, um ihre Leistungsfähigkeit und Vitalkapazität zu verbessern. Nur weil es um ein Instrument in der Verlängerung des Körpers geht, ist es nicht anders. Das Instrument ist unser verlängerter Ausatem, unsere von innen eingebrachte und frei in den Klang gelassene Energie ...

Es ist eine tolle und berührende Erfahrung sowohl für Lehrende als auch für Lernende. Denn in der Atem- und Körperstunde geht es um die Basis des Bewegungsantriebes und Bewegungsablaufes für das Instrumentalspiel/Singen selbst. Das Tollste dabei ist, sich als Lehrende darauf verlassen zu können, dass sich Atem- und Körperübungen tatsächlich auf den Klang auswirken, wenn man sie richtig und sinnvoll anleitet. Erst dann werden diese Übungen auch wirklich zu einer Atem- und Körpererfahrung, und sind nicht nur ein bemühtes, koordiniertes willentliches Tun: Nach dem Motto: „Das auch noch …"

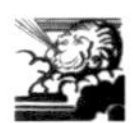

Der körperlich bewusst miterlebte, empfundene und auch gehörte Klang ist für Musizierende also oft das Schlüsselerlebnis, um in ihrem Umgang mit Atem, Körper und Instrument sofort Dinge verändern zu wollen. Wir wollen dem Klang etwas Gutes tun (oder wollen, dass er für die Zuhörer gut und schön ist) und beginnen dabei, uns selbst gut zu tun.

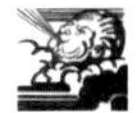

Oft ist es auch das Gefühl des sich ständigen Anstrengen-Müssens, körperliche Schmerzen beim und vom Spielen und der damit verbundene Verlust an Spielfreude, die das Interesse an Atem- und Körperarbeit wecken. Entscheidend ist der Gedanke oder die Vision, musizieren zu können und dabei die Freude an der eigenen Musikalität und deren Ausdruck (wieder) zu finden.

Dann kann die Arbeit beginnen:

Wir lernen wieder, intensiven, ja innig-gelösten Kontakt zu unserem Instrument (im Gesang zur eigenen Stimme) aufzubauen. Dieser Kontakt geht sonst oft auf der Suche nach spieltechnischer Perfektion verloren. Wir lernen, beim Spielen/Singen wieder empfindungsbewusst und wach für unseren Atem und Körper zu sein.

Gute Technik muss nicht ungutes Körpergefühl bedeuten. Oft erschließt sich gute Technik sogar über ein gutes, unverkrampftes elastisches Körper- und Atemempfinden. Deshalb sind auch Atem-„Trocken"-Übungen, also Wahrnehmungsübungen ohne Instrument und Ton sehr effektiv. Danach können der eigene Körper und das Instrument völlig neu im Kontakt, gegenseitigem Wechselspiel und jeweiliger Wechselwirkung erlebt werden. Dann kann Technisches „spielerisch", also indem wir „spielend" üben, unverkrampft korrigiert und perfektioniert werden.

Denn Üben ist ebenfalls eine Kunst und kann sich auch zu einer Freude am Experimentieren entwickeln: Nämlich Neues ausprobieren und motorisch auf der Grundlage von Elastizität verfeinern lernen. Dann geht uns beim Üben nicht mehr die Puste aus. Wir entwickeln sowohl körperlich aus auch mental einen langen Atem und eine lange Konzentrationsfähigkeit.

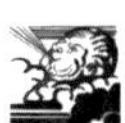

Meiner Meinung nach ist es für Musizierende und Lehrende besonders wichtig und wertvoll, die Grundlagen von Atem- und Körperarbeit zu kennen. Besonders im Instrumentalunterricht können dann Lehrende auf ihre im Atem, Körper und Bewusstsein selbst gemachten Erfahrungen zurückgreifen. Denn nur was man selbst erfahren hat, kann man in der gleichen Weise weitergeben.

IV.

freier Atem freier Ton

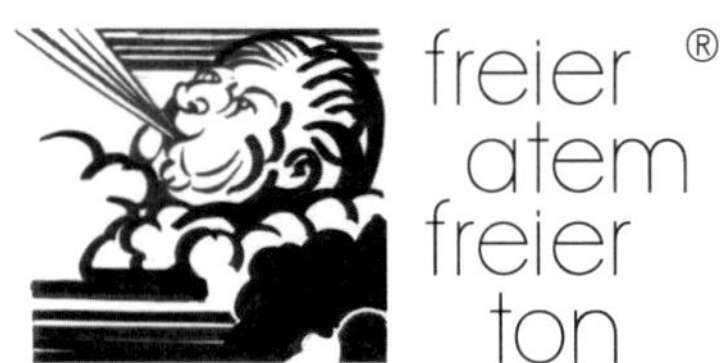

Ein Ton kann in seiner Klangentwicklung nur in dem Maße frei sein, wie sich darin die körperlich-mentale Gelassenheit eines Musizierenden ausdrücken kann: Sowohl im Bewusstsein als auch in der Hingabe an die eigene, innere Kraft. „Der Freie Ton ist eine Quelle von Energie" (Zitat Margreet Honig in einem Interview 2011).

Ein Instrumental-Ton ist und bleibt immer der Ton bzw. Klang dieses Instrumentes: Eine Geige klingt nun mal anders als ein Klavier ... Aber dennoch drückt sich beim Musizieren darin immer auch die Freiheit und Gelassenheit der körperlichen (Atem-) Bewegung der Musizierenden individuell aus. Bei Sänger*innen klingt sogar jede Stimme anders: Das Timbre ist also von Natur aus schon so individuell, wie der Mensch es ist. Ein befreundeter Pianist sagte mal zu mir: „Ich gäbe meinen kleinen rechten Finger dafür, wenn ich singen könnte."

Dennoch ist es auch für die Sängerin oder den Sänger auf dem Weg zum Sängerberuf schwer, bei allen gesangstechnischen Aspekten die eigene Stimme sich im Klang frei entfalten zu lassen. Schon durch die kleinste Verspannung oder Anstrengung im Atem und Körper ist der Klang der Stimme hörbar manipuliert. Finden jedoch die Singenden durch ihren Freien Atem und Körper zum Klang und Ausdruck, schwindet auch jeder Gedanke oder jede Not, daran noch etwas ändern/verbessern zu wollen oder zu müssen. Dieses Wohlgefühl und Selbstverständnis ist dann zugleich auch die Quelle der Kraft im Freien Ton.

Ein Ton ist so frei, wie wir uns im Augenblick des Singens und Spielens in unserer Atem- und Körperbewegung frei und zugleich kraftvoll fühlen können. Ein Gesangstudent wünschte sich in der Arbeit mit mir: „Wie kann ich es schaffen, dass mein Atem beim Singen nicht mehr mein Feind ist?"

Unsere Atembewegung ist dann frei, wenn sich das Zwerchfell in uns frei, das bedeutet ungehindert, bewegen und uns dadurch beatmen kann. Jede körperlich muskuläre oder auch mentale Anspannung schränkt das Zwerchfell in seiner Bewegungsfreiheit in uns ein. Wir merken es besonders dann, wenn wir den „Leistungsatem" oder eine kraftvolle Bewegung, also viel Energie, brauchen. Interessant dabei ist, dass sich beim Instrumentalspiel diese Energie ebenso in einer größeren Körperbewegung (z.B. beim Cello) wie auch in einer kleinen Fingerbewegung (z.B. dem Anschlag beim Klavierspiel) gleichermaßen im Klang ausdrückt.

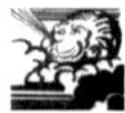

Es geht also immer um den Kontakt zu dieser Kraft und Energie *in* uns, die keine Anstrengung ist.

Der Schlüssel zu dieser Kraft ist die Bewegungsfreiheit des Zwerchfells in uns. Initiiert von der Bewegung es Zwerchfellmuskels ist das sich daraus entwickelnde Atemvolumen eine Forderung an die muskuläre Durchlässigkeit des ganzen Körpers.

Denn die Ein- und Ausatembewegung will den gesamten Körper mit einbeziehen und meint nicht nur die Empfindung der Atembewegung im Brustkorb, oder besser gesagt: Nicht nur in den Lungen.

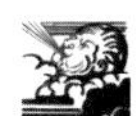

Das ist vielleicht am Anfang das Überraschende in der Atemerfahrung: Dass die Atembewegung immer mehr im ganzen Körper wahrnehmbar wird. Diese Empfindung kann man, denke ich, nicht nur durch das Lesen dieser (Denk-)Anregungen wirklich „verstehen". In meiner Arbeit merke ich, dass es zwar wichtig ist (auf-)klärend darüber zu sprechen, es also wirklich auch erklären zu wollen, aber dass dieses Wissen, die körperliche „Live"- Erfahrung in der Atembewegung nicht ersetzen kann.

Erst wenn diese „Live"- Erfahrung im Atem zur „Life"- Erfahrung im gesamten Körper wird, spüren wir die eigentliche Bedeutung von Atem- und Körperarbeit in ihrer Essenz, und „verstehen" (im Sinne von empfinden) dadurch unsere Atembewegung auch besser.

Das sich frei bewegende Zwerchfell fordert die Durchlässigkeit unserer gesamten Muskulatur für die Dehnungs- und Rückschwingkräfte der - durch diese Elastizität - in uns frei werdenden Atembewegung. Es handelt sich bei dieser Forderung um eine Form der körperlichen Gelassenheit und nicht um unsere „Fähigkeit", vielleicht willkürlich in irgendeiner Form auf die Atembewegung Einfluss zu nehmen.

Insofern „unterstützt" der ganze Körper das Freiwerden des Zwerchfells – und somit die Befreiung unserer Atembewegung – indem die gesamte Muskulatur in ihrer Durchlässigkeit für die Atembewegung in gewisser Weise zu einer passiven Atemhilfsmuskulatur wird: Sie stellt sich der Atembewegung immer mehr zur Verfügung. Alles, was im Einatem und durch die Einatembewegung in uns von innen gedehnt wird, darf dann in der Ausatembewegung auch wieder zurück schwingen, sich also lösen.

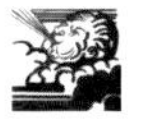

Der Atem kann also nur so frei sein, wie sich das Zwerchfell in uns frei bewegen kann. Im optimalen Fall kann es sich im Einatem maximal senken und im Ausatem wieder nach oben lösen. Das Zwerchfell bedarf „nur" unserer Bereitschaft, die Wirkung der sich in unserem Körper entwickelnden Dehnungs- und Lösungsenergie weder forcieren noch verhindern zu wollen.

Das ermöglicht dann in letzter Konsequenz auch den reflektorischen Einatemimpuls. Die Erfahrung Atem selbst „holen" zu müssen steht oft im Zusammenhang mit einer Verspannung, die die lösenden Rückschwingkräfte in der Ausatembewegung verhindert hat. Jedoch liegt dafür vielleicht schon die Ursache in einem bemühten Einatem, weil sich dieses zu viel an Spannung im darauf folgenden Ausatem gar nicht erst lösen kann. Was war also zuerst? Behindert der unfreie Ausatem den darauf folgenden Einatem, oder erschwert der unfreie Einatem den darauf folgenden Ausatem?

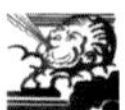

Unser Zwerchfell ist in jedem Fall in seiner (uns beatmenden) Bewegung nicht frei, wenn es sich nicht im ursächlichen Kontakt zum ein- bzw. ausströmenden Atem frei in uns bewegen kann. Wir versuchen dann vielleicht eher selbst im Ein- und Ausatem Luft zu bewegen, anstatt das Zwerchfell uns beatmen zu lassen. Das ist einfacher gesagt als getan und erfordert ein hohes Maß an körperlicher Sensitivität und Gelassenheit.

Um diesen Unterschied wahrnehmen zu können, das bedeutet das Maß der Freiheit unserer Zwerchfellbewegung empfinden zu lernen, ist viel Übung unserer körperlichen Wahrnehmung nötig. Wenn wir jedoch einige Male bewusst ein wenig bemüht einatmen, spüren wir zunehmend, wie schwer es uns fällt, uns dann im Ausatem wirklich zu lösen. Manchmal bemerken wir im Alltag einen Seufzer und können darin die wohltuende Lösungsenergie eines freien Ausatems spüren. Interessant ist auch die körperlich aufrichtende Qualität dieses „seufzenden" Ausatems. Ist der Ausatem frei, fallen wir nicht.

Der Freie Einatem kann sich nur dann im Körper in allen Richtungen frei entfalten, wenn sich das Zwerchfell so lange senkt, wie es auch Luft ansaugen kann. Das bedeutet, wir hindern das Zwerchfell in seiner Bewegungsfreiheit, wenn wir entweder muskulär undurchlässig unterhalb des Zwerchfells sind (dann ist es in der Bewegungsfreiheit nach unten eingeschränkt und kann dadurch nur wenig Luft ansaugen) oder aber auch, wenn wir im Brustraum oberhalb des Zwerchfells verhindern, dass Luft einströmen kann: Uns also nicht wirklich im Einatem von innen her öffnen (lassen).

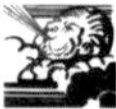

Dem Zwerchfell „nützt" also eine Lockerheit nur im unteren Körperbereich nicht, wenn es nicht auch zugleich Luft in die Lungen ansaugen kann. Diese beiden entgegen gesetzten Bewegungsrichtungen entwickeln sich dann immer mehr, je freier der Einatem, das heißt das Zwerchfell in seiner Einatem fördernden Bewegung sein kann. Die Bewegungsenergie der Einatembewegung ist dann in einer Balance, wenn das Zwerchfell sich frei im Kontakt zur einströmenden Luft bewegen kann, das bedeutet, wenn wir für den Einatem nicht noch zusätzlich willkürlich Atemhilfsmuskulatur einsetzen.

Das (Be-)atmen schafft das Zwerchfell ganz alleine und auch so schnell, wie wir in der Durchlässigkeit lernen, uns körperlich für die Einatembewegung zur Verfügung zu stellen. Der Atem kommt so schnell, wie wir uns für ihn lösen und unseren Körper dafür freigeben. Mehr – aber auch nicht weniger – ist nötig, um den Freien Einatem wirklich zu erfahren.

Wir kennen den Freien Einatem auch aus erlebten Glücksmomenten in unserem Leben: Ein Aufatmen, ein wieder zu Atem kommen, ein Genießen können ... Es ist immer derselbe Körper. Nun können wir Glücksmomente nicht einfach herbeizaubern, um den Freien Atem zu spüren, aber wir können wissen, dass es für den Körper nichts Fremdes ist, frei atmen zu können. Vielleicht ist sogar das nicht frei sein im Atem für uns und unser Körperempfinden letztlich das eigentlich Befremdliche.

Dass der Ausatem nur so frei sein kann, wie der Einatem frei war, ist verständlich. Was aber so schnell gesagt ist, meint – körperlich empfunden – natürlich auch einen Entwicklungsweg. Denn der Ausatem fordert nun das Zurückschwingen, das völlig kompromisslose Freigeben der zuvor eingeströmten Luft. Dies hat dann sofort auch wieder Auswirkung auf den nächsten Einatem. War der Ausatem unfrei, gehalten, konnte das Zwerchfell sich nicht wirklich in der Ausatembewegung im Brustkorb ganz nach oben lösen bzw. entspannen, ist der neue Einatemimpuls auch wieder eingeschränkt: Das bedeutet, die Einatembewegung kann sich nicht mehr spontan und frei entfalten.

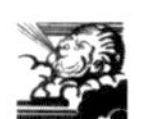

Dieses Zusammenspiel von freiem Zwerchfell und Freiem Atem ist dann im Gleichgewicht, wenn sich das Zwerchfell durch unsere muskuläre Durchlässigkeit frei und selbstständig im Kontakt zum dabei fließenden Atemstrom in uns bewegen kann. Freier Atem fördert den Zugang zum Freien Ton, kann aber durchaus auch unabhängig davon eine bereichernde Lebensqualität sein.

Versuchen wir jedoch bemüht, mit willkürlichem Einsatz besonders viel oder „gut“ Atem zu holen, merken wir schnell, das wir die Einatemqualität, sowohl die Menge, als auch das eigene Wohlgefühl betreffend, dabei verhindern. Eine solche Einschränkung kann nicht die Voraussetzung für einen Freien Ton sein.

Da jedoch die Muskulatur dem willentlichen Einsatz „gehorcht“, entstehen besonders im „Leistungsatem“, sowohl im Ein- als auch daraus resultierend im Ausatem, Probleme. Bläser*innen und Sänger*innen, die mit dem Thema „Atemstütze“ konfrontiert sind, klagen oft ihr Leid, dass sie sich doch bemühten im Ein- und Ausatem alles richtig und optimal zu „machen“. Dennoch gerieten sie im Kontakt zum Ausatem immer mehr in eine Sackgasse: Je mehr sie sich bemühten, desto schwieriger wäre es, den gewünschten Atemfluss in der gespielten/gesungenen Phrase „herzustellen“. Das ist wohl wahr, denn im Bemühen und Herstellen sind Ursache und Wirkung für den Verlust körperlicher Elastizität bereits benannt. Der weitere Weg und eine Orientierungsmöglichkeit scheinen dann verloren.

Denn nur unsere muskuläre Elastizität, das bedeutet, unsere Hingabefähigkeit an die Atembewegung in uns und nicht deren Manipulation, ermöglicht dem Zwerchfell eine Bewegungsfreiheit, und somit uns den Kontakt zum ein- und ausströmenden Freien Atem. Freier Atemfluss ist zugleich die Empfindung eines freien Bewegungsflusses der Ein- und Ausatembewegung in uns. Im Freien Atem ist die Atembewegung von uns in keiner Weise konstruiert/manipuliert oder durch willkürlichen Einsatz behindert.

Die Körperhaltung ist dann von außen gesehen stabil, ruhig, gelöst und zugleich mühelos aufgerichtet. Die dabei empfundene, der inneren Atembewegung folgende Energie/Kraft ist jedoch als innere Bewegung in ihrer jeweiligen Richtung für uns deutlich wahrnehmbar und dadurch in gewisser Weise in ihrer Wirkung in unserem Bewusstsein auch dosierbar.

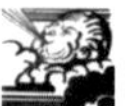

Das Geheimnis des Freien Atems ist, dass Körperhaltung/Körperspannung keine muskuläre Haltungsleistung mehr ist und somit die daraus folgende „Atemführung" keine muskuläre, willkürliche Manipulation der Atembewegung, sondern bewusstes Nachgeben können.

Ist der Atem erst frei, ergibt sich alles andere allein aus dieser Tatsache. Körperliche Haltung, Bewegung beim Instrumentalspiel, Atembewegung, Atemführung und musikalischer Ausdruck entwickeln und stützen sich dann ausschließlich auf diese natürliche, physiologische Dynamik einer, den Körper stabilisierenden, inneren Bewegungsenergie. Der Freie Atem bedarf keiner großen körperlichen Bewegung, kann aber jederzeit Grundlage für einen auch großen Bewegungsimpuls werden, ohne es jedoch in diesem Moment werden zu müssen.

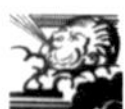

Die Folge: Einatem- als auch Ausatembewegung werden mit der Zeit immer mehr zu einer Empfindung unserer natürlichen Spannung, sowohl in der Dehnungs- als auch in der Lösungsqualität dynamischer Kräfte, und zwar ohne grundsätzlichen Spannungsverlust. Die sich im Freien Atem entwickelnde körperliche Grundspannung ist zugleich auch die Bereitschaft für die Hingabe an die Atembewegung und somit auch an das sich frei in uns bewegende Zwerchfell.

Verspannung, aber auch Unterspannung (Schlaffheit), erscheinen im Freien Atem sofort als ein Widerstand, der als solcher erst wieder überwunden werden müsste, um sich der natürlichen Zwerchfell- bzw. Atemdynamik wieder anvertrauen und dadurch wieder körperlich beweglich werden zu können.

Freier Atem schließt jegliche Verspannung (auch mental) aus. Freier Atem, Freie Bewegung und Freier Ton werden in ihrem Zusammenwirken zu einem körperlich empfundenen Gefühl von Kraft, Energie, Sicherheit und Freiheit im musikalischen Ausdruck. Der Freie Ton entwickelt sich in und aus dem freien Zusammenwirken der dem Ton dienenden Kräfte der Ein- und Ausatembewegung. Zugleich ist der Freie Ton dann wiederum der Zugang zu dieser sich dabei in uns entfaltenden, immensen inneren Energie.

Ein Ton, bei dem wir nicht in Kontakt zum Freien Atem kommen, kann nicht frei sein. Wir können es als Musizierende in diesem Moment eher körperlich empfinden als vordergründig hören. Wenn wir es im Klang hören wollen, haben wir den Kontakt zum Freien Zwerchfell und Freien Atem bereits verloren oder aufgegeben. Diese Tatsache ist vielleicht am Anfang schwer zu akzeptieren, wo es uns doch so sehr um den Freien Ton geht.

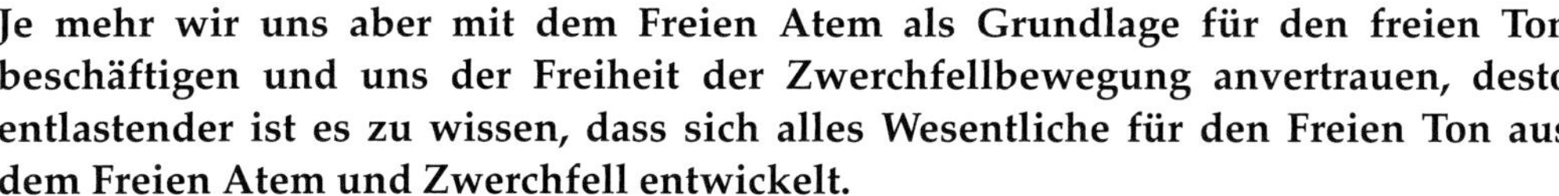

Je mehr wir uns aber mit dem Freien Atem als Grundlage für den freien Ton beschäftigen und uns der Freiheit der Zwerchfellbewegung anvertrauen, desto entlastender ist es zu wissen, dass sich alles Wesentliche für den Freien Ton aus dem Freien Atem und Zwerchfell entwickelt.

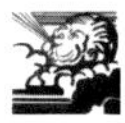

Für alle Musizierenden ist es gleichermaßen wichtig, sich im Kontakt zum Instrument von jeglichem Druck im Atem und Körper zu befreien. Der Freie Ton ist dann zugleich der im Atem und Ton befreite Mensch: In seiner Ausstrahlung natürlich, „normal", ja geradezu schlicht. Nicht um Ausdruck und Wirkung nach außen hin bemüht, sondern in seiner Kraft in sich verankert / ruhend und darin zugleich dem Publikum zugewandt.

Werden der Körper und das Zwerchfell durch den ein- und ausströmenden Atem frei, können wir wahrnehmen, wie wichtig auch die Hingabefähigkeit an die Ausatembewegung – und somit an das zurück schwingende, sich lösende Zwerchfell – für das innere Gleichgewicht der Atembewegung ist.

Bedingung für einen in Qualität und Dichte konstant bleibenden und zugleich fließenden Ausatemstrom ist die körperlich konsequente muskuläre Hingabe an das in seiner Bewegungsrichtung nach oben in den Brustraum zurück schwingende Zwerchfell. Dies entspricht einer mit dem Ausatem verbundenen und dadurch körperlich auch deutlich wahrnehmbaren Aufrichtungsenergie. Dieser Aufrichtung „begegnet" durch die ausströmende Luft eine (im Schultergürtel / Schulterblattbereich) nach unten lösende Kraft. Diese muskuläre Lösung erst ermöglicht uns, der Empfindung einer Aufrichtungsenergie im Ausatem in letzter Konsequenz auch wirklich nachzugeben.

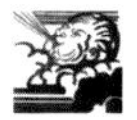

Das Bewusstsein und die körperlich gleichzeitige Hingabefähigkeit an diese beiden energetischen Richtungen in der Ausatembewegung führen in der Konsequenz zu einem Gefühl der Komprimierung, Dichte und Stabilität im Ausatemstrom. Dies geschieht dann, weil wir körperlich empfunden wirklich konsequent ausatmen und nicht, weil wir Ausatem verhindern oder sparen, um vermeintlich mehr Luft zu haben oder diese besser führen zu können.

Die mit der Zeit in dieser Arbeit entwickelte hohe Sensitivität, die sich ausschließlich auf die Bewegungsenergie der Ein- und Ausatembewegung „stützt", reicht aus, um – durch diese bewusst empfundene Bewegungsenergie im Kontakt des freien Zwerchfells zur Luft – den Atemstrom in einer Phrase angemessen fließen zu lassen. Wir stützen uns in diesem Augenblick auf die Bewegungsfreiheit des Zwerchfells im Kontakt zur Luft, statt auf den Versuch der willkürlichen Kontrolle der Atemhilfsmuskulatur über die Luft.

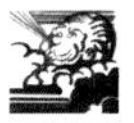

Nicht durch Einschränkung des Luftstroms, sondern durch die Befreiung der im Ein- und Ausatem in uns physiologisch wirkenden Kräfte wächst allmählich das Vertrauen, dass der Freie Atem unsere Stütze auf der Suche nach dem Freien Ton ist.

V. Atem und Pädagogik

ATEM UND PÄDAGOGIK

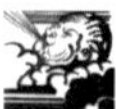

Die Beschäftigung mit Atem- und somit auch Körperbewusstsein im Instrumental- und Vokalunterricht ist für die Entwicklung der musikalischen Begabung und des spieltechnischen Könnens existentiell wichtig. Es können dann sowohl inhaltlich als auch methodisch von Anfang an Bewegungs- und Körperhaltungsmuster, die langfristig zu Verspannungen führen würden, rechtzeitig erkannt und verhindert werden.

In der Musikpädagogik werden Kinder oft schon im Vorschulalter an das Instrumentalspiel und an das Singen herangeführt. Musikschulen, Musikvereine und Privatmusiklehrende leisten hier einen Beitrag, der schon im Kindes- und Jugendalter fördern will, das Musizieren als etwas sehr Individuelles für sich zu entdecken.

Schon bei der Auswahl des Instrumentes im Kindesalter zeigt sich oft eine Bezugnahme auf die jeweilige Persönlichkeit. Oft fühlen sich Kinder auch intuitiv zu einem Instrument hingezogen oder entwickeln mit der Zeit den Wunsch, ein bestimmtes Instrument erlernen zu wollen. Ich kenne aber auch den Fall, dass die Möglichkeit eines familiären Streichquartetts den Wunsch des Sohnes Schlagzeug spielen zu dürfen erst einmal vereitelt hat. Langfristig gab es dann wohl einen Kompromiss.

Besonders das Üben lernen und die Freude an der Musik wird im besten Fall schon früh im Kindesalter geweckt und gefördert. Die Beschäftigung mit dem Instrument ist unter guter musikpädagogischer Anleitung dann zugleich eine Beschäftigung und Auseinandersetzung mit sich selbst. So manche Begabung geht den Weg weiter in der Ausbildung zur Berufsmusikerin / zum Berufsmusiker.

Das Musikstudium, nach bestandener Aufnahmeprüfung, ist dann das Privileg, von einem Hauptfachlehrenden intensiv bei der Entwicklung zu immer höherer Perfektion am Instrument im Einzelunterricht angeleitet zu werden. Dies ist zugleich der anspruchsvolle Weg einer gesamtpersönlichen Entwicklung am Instrument, der begleitet werden muss. Die neu entwickelten Bachelor und Master Studienpläne leisten ihren Beitrag zu noch differenzierterer Professionalisierung im heutigen Musikbetrieb.

Es gibt zum Glück immer mehr Institute für Musikergesundheit, die in den Hochschulen integriert sind und sich darum bemühen, Musikstudierenden bei ihren, durch ihr Instrument bedingten, speziellen körperlichen Anforderungen oder auch bei Auftrittsangst und Lampenfieber mit Rat und Tat zur Seite stehen. Den meisten Instrumentalist*innen und Lehrenden ist gar nicht bewusst, welch körperliche Anforderung an Elastizität allein schon das Halten und das Gewicht des Instrumentes oder das Sitzen und Stehen mit Instrument ist.

Musiker*innen sind Athlet*innen der Feinmotorik. Die hohen Anforderungen an körperliche Elastizität und Körperbewusstsein werden dabei im besten Fall von Lehrenden verschiedener Methoden der Körperarbeit unterstützt und mit den jungen oder schon professionellen Musizierenden gemeinsam im Studium begleitend entwickelt.

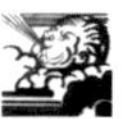

Die Atembewegung scheint auf den ersten Blick nur für Sänger*innen und Bläser*innen von größerer Bedeutung zu sein. Bei genauer Betrachtung und Beschäftigung mit der Thematik Atem und Bewegung wird jedoch deutlich, dass Bewegungsabläufe ohne dabei frei fließende Atembewegung angestrengt und in gewisser Weise rein funktional oder in diesem Sinne auch blockiert bleiben. Das betrifft auch das Instrumentalspiel der Nicht-Blasinstrumente, bei denen die Energie der körperlichen Spielbewegung zum Klang wird.

Jeder Musizierende verliert ohne das Bewusstsein für das Wechselspiel von Atem und Bewegung zunehmend das Empfinden für sich und seinen Körper und somit auch für die Kontaktfähigkeit zu seinem Instrument oder zu seiner Stimme. Der Ton verliert an Freiheit, Lebendigkeit, Tragfähigkeit und Fülle in seiner Klangentfaltung. Singende und ihre Stimmen sind besonders gefährdet, da sie ja Instrument und „Instrumentalist*in“ in einer Person, mit und in ihrem Körper sind.

In der Bemühung, sich spieltechnisch oder sängerisch zu verbessern, entwickeln sich oft mentale und muskuläre Fest- und Fehlhaltungen, die beim Üben dann im schlimmsten Fall chronische Schmerzen verursachen. Oft genügt es Nicht-Bläser*innen, während des Spielens zu fragen: „Atmest Du noch?“, um herauszufinden, wie viel Bemühung, muskuläre Anspannung und mentale Kontrolle jeweils in der Spielbewegung noch enthalten sind.

Schon im Beruf stehende Musizierende mit denen ich arbeite, benennen dieses Spielgefühl als unangenehmen Zustand, bei dem sie eigentlich keine Freude mehr an ihrem Tun empfinden und alles nur noch versuchen zu leisten. Meist empfinden sie auch keinen Kontakt mehr zu ihrem Instrument und beschreiben sich selbst und den Ton als „irgendwie“ unfrei. Mit abnehmender Elastizität im Körper verlieren viele interessanterweise auch ihre Klangsensitivität. Für viele Studierende wird ihr Instrument im Abschlusssemester sogar zum besten Feind. Oft werden junge Musiker*innen vor Abschlussprüfungen und Probespielen krank, weil die Belastung und die Unsicherheit zu versagen immer größer wird, je näher der Termin rückt.

Erst wenn Musizierende beim Spielen beginnen, sich selbst körperlich zu lösen, hören sie plötzlich, wie eingeschränkt die Klangentfaltung vorher war. Dies kann sich schon in einer halben Stunde so entscheidend verändern, dass ich immer wieder davon fasziniert bin. Besonders von der Freude, die eine Musikerin, ein Musiker über sich selbst und den Klang des eigenen Instrumentes plötzlich wieder empfindet. Dieses Strahlen über das ganze Gesicht ist immer wieder ein Geschenk in meiner Arbeit.

Die Wechselwirkung von Atem- und Körperbewegung/Körperhaltung ist ebenso einfach wie auch komplex. Einfach im Sinne von unkompliziert und direkt, komplex im Sinne von den Menschen in seiner Ganzheit er- und umfassend. Die Atembewegung ist eine Innenbewegung und will – vom Zwerchfell ausgelöst – den gesamten Körper von innen her erfassen und durchdringen. Ist dies aufgrund von muskulären Spannungen nicht möglich, ist die Bewegungsfreiheit am Instrument für das Instrumentalspiel dadurch direkt eingeschränkt.

Die Atembewegung nimmt aus meiner Erfahrung durch den direkten Zugang zum psycho-vegetativen System eine besondere Stellung ein. Wenn jedoch die Atembewegung willentlich geführt oder manipuliert wird, ist die Wirkung oft eine schlechtere. Dann hätte man alles wohl lieber gelassen wie es war, nämlich unbewusst. Wenn zum gesamten spieltechnischen Stress noch dazukommt: „Wie soll ich wann, oder wann soll ich wie atmen …“, ist die positive Wirkung der Atembewegung verloren.

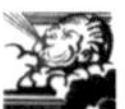

Es geht in der Musikpädagogik auch nicht um willkürliche, bemühte Verbesserung der Atemkapazität, sondern um die Erfahrung, was den natürlichen Bewegungsablauf für die Spielbewegung oder für den Aufbau einer flexiblen Atemstütze erleichtert. Das bedeutet, dass auch für Lehrende im Bereich der Musikpädagogik wichtig ist, möglichst ein Grundwissen über die Zusammenhänge von Atem- und Körperbewegung zu haben, um auf allen Ebenen effektiv am Klang des Instrumentes und mit der Persönlichkeit der Musizierenden arbeiten zu können.

Atem- und Körperarbeit kann den Körper in seiner Vitalkapazität fördern, und die auf den Körper physiologisch wirkende Atemenergie wieder im Bewusstsein integrieren. Auf dieser Basis entwickelt sich eine Gesamtdisposition im Sinne einer grundsätzlichen, muskulären Elastizität, die dann zum Üben und Spielen des Instruments zur Verfügung steht. Man beginnt im „grünen Bereich“ und verliert ihn beim Üben auch nicht. Ich denke diese Erfahrung erleichtert die Auseinandersetzung mit den jeweiligen spieltechnischen Anforderungen und ermöglicht auf diese Weise sowohl aktiv Musizierenden als auch musikpädagogischen Fachkräften ausdauernd und professionell in diesem Berufsfeld arbeiten zu können.

VI. Atemübungen

WARUM?
WIE?
WANN?
WELCHE?

WARUM?

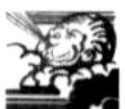

Um die Atembewegung in uns immer klarer empfinden zu lernen, ist es natürlich sinnvoll und notwendig zu üben. Aber man muss sich bewusst machen, dass es beim Üben nicht darum gehen kann, etwas zu verbessern, das nicht schon von Natur aus optimal in uns angelegt wäre.

Die Atembewegung ist an und für sich „perfekt" oder könnte es sein. Wir haben jedoch im Laufe unseres Lebens „gelernt", die Atembewegung in ihrer freien Entfaltung in uns zu hindern. Das tun wir natürlich nicht bewusst oder absichtlich. Aber unbewusst tun wir es doch mit einer Absicht oder besser gesagt in einer Illusion, dadurch uns und unser Leben besser kontrollieren zu können. Diese Strategie wird zu unserer zweiten Natur. Die „erste" Natur, die Durchlässigkeit und Freiheit, die wir am Anfang unseres Lebens mitbekommen haben, ist uns im Laufe unserer Entwicklung zu denkenden, organisiert handelnden und kontrolliert fühlenden Menschen im Alltag verloren gegangen. Die damit verbundenen muskulären Festhaltungen sind körperlich gesehen im Laufe der Zeit auch zu unserer Gewohnheit, d.h. alltäglich geworden.

Wenn wir uns nun mit Atem- und Körperarbeit beschäftigen – also üben wollen – stellt sich wirklich die Frage, warum es sich lohnen kann, etwas vertraut Gewordenes, nämlich unsere muskulären Festhaltungen (damit unser Gefühl einer Sicherheit) und unsere mentalen Überzeugungen in Frage zu stellen, oder gar verändern zu wollen. Macht es nicht alles nur noch komplizierter? Will ich mir diese Arbeit wirklich zumuten? Finde ich den Mut, Vertrautes verändern zu wollen? Warum also können, sollen, wollen wir Atem- und Körperübungen machen?

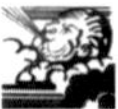

In erster Linie wohl darum, weil wir mit der Zeit merken, dass es ein unangenehmes Körpergefühl sein kann, angespannt und in der Atembewegung unfrei zu sein. Besonders für Musizierende und Lehrende erschließt sich die Bedeutung und Motivation aus der musizierenden Tatsache, dass sich der Ton aus der Atembewegung oder einer Körperbewegung heraus entwickelt.

Ob wir nun streichen/blasen/anschlagen oder singen, es ist immer eine Form von körperlich frei werdender Energie und Kraft, die im gespielten (oder gesungenen Ton) zu Klang wird. Diese Energie kann/darf keine Bemühung oder Anstrengung sein, wenn der Ton sich frei entfalten und frei klingen soll. Es hängt also von der Art und Weise unseres körperlichen „Einsatzes" ab, welches „Resultat" wir klanglich erzielen. Kern, Tragfähigkeit, Resonanz und sich entwickelnde Obertöne sind dabei Kriterien, an denen wir uns orientieren.

Geht es also dann darum, durch Atem- und Körperarbeit unser Instrumentalspiel oder Singen zu perfektionieren? So denken wir vielleicht am Anfang: „Was muss ich tun, um dieses oder jenes bessere Ergebnis am Instrument zu erzielen?" Natürlich geht es darum, sich weiter zu entwickeln und Dinge zu verbessern, mit denen wir beim Singen oder Instrumentalspiel noch unzufrieden sind.

Atem- und Körperarbeit kann auf diesem Weg viel zur Veränderung beitragen. Aber wenn wir uns in Atem- und Körperübungen unserem Körper und somit uns selbst zuwenden, kann dieses - „ich tue etwas, um etwas zu erreichen" - Denken dazu führen, dass wir ganz fleißig und auch motiviert Atemübungen machen, sich aber dadurch nichts wirklich Wesentliches für uns verändert. Also warum Atemübungen? Ich mache doch Atemübungen, um besser spielen zu können? Oder etwa nicht? Also kann die Antwort auf das Warum etwa nicht lauten: Weil ich dann besser mein Instrument spielen und meine Technik eher beherrschen kann? Ja und Nein...

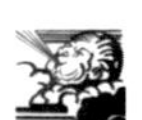

Denn aus Sicht der Atem- und Körperarbeit muss dieses Ziel paradoxerweise erst soweit in den Hintergrund treten, dass es mich bei den Atem- und Körperübungen nicht behindert. Sonst wird diese Arbeit schnell langweilig. Diese Arbeit widerspricht am Anfang in der Empfindung dem Leistungssystem: Also nicht viel und bemüht, damit schnell alles besser.

Also warum dann? Um zu lernen in einer neuen Weise Kontakt zum Körper und zu der Atembewegung in uns zu finden. Diese neue Art und Weise entspricht dann einer anderen inneren Haltung, die das, was wir tun, nicht instrumentalisiert, um es zu perfektionieren. Natürlich werden wir durch diesen Prozess umso ausgeglichener, kraftvoller, leistungsfähiger, je mehr wir uns mit uns und unserer muskulären Durchlässigkeit auseinandersetzen, also auch üben.

Das wirkt sich dann auch direkt auf das Instrumentalspiel und Singen aus. Wir werden „besser", und es gelingt uns gleichzeitig leichter. Wenn wir also ein besseres Ergebnis erzielen können, ohne uns dabei mehr anstrengen, das bedeutet auch anspannen, zu müssen, kann das eine Antwort auf die Frage „warum Atemübungen ..." sein? Die Atem- und Körperarbeit jedoch ist wirklich auch Arbeit. Deshalb helfen Atemübungen, die wir mit Lehrenden für Körperarbeit gemeinsam Schritt für Schritt entwickeln, auf diesem Weg.

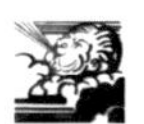

Gerade bei der Entwicklung der Atemstütze, d.h. eines bewussten kontinuierlichen Luftstromes im Ausatem, ist entscheidend, wie gut wir gelernt haben, unseren Körper in seiner Elastizität für die Atembewegung bewusst wahrzunehmen, ohne jedoch die Atembewegung selbst zu manipulieren.

Wir lernen in den Atem- und Körperübungen all unsere Gewohnheiten kennen, wie wir sonst den Atem behindern. Dabei ist zu Beginn der Arbeit schon der Alltag ein Anreiz und eine Aufgabe, sich beobachten zu lernen: Wie atme ich eigentlich? Sich dabei bewusst werden, ob und in welchen Situationen wir dazu neigen, uns körperlich anzuspannen und dadurch die Atembewegung in uns behindern, oder gar den Kontakt dazu völlig verlieren.

Weil die Atembewegung von „innen“ nicht selbst gegen muskuläre Festhaltungen ankämpft, ist dies auch eine Antwort auf die Frage, warum Atemübungen sinnvoll sein können. Die Atembewegung zieht sich sonst mit der Zeit immer mehr zurück, das Zwerchfell kann sich nicht mehr frei in uns bewegen, unsere Vitalkapazität und Beweglichkeit nehmen ab und wir gewöhnen uns allmählich an diesen Zustand, dass wir dann schlecht „drauf“ sind bzw. uns schwach und energielos fühlen.

Manchmal empfinden wir es auch unangenehm unter Spannung zu stehen, oder auch unterspannt zu sein, uns körperlich also nicht mehr elastisch, also unbeweglich oder unlebendig zu fühlen. Wir denken dann vielleicht „Na ja, dann ist es eben so“, oder wir kämpfen mit Bemühung dagegen an. Die Vision von Offenheit, Weite, körperlichem Wohlgefühl und das Bedürfnis nach Bewegung in jeglicher Hinsicht kann eine Motivation sein, mit Atem- und Körperübungen zu beginnen.

WARUM ALSO ATEMÜBUNGEN?

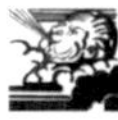

Weil wir dadurch lernen können, dass uns unser Atem in jedem Atemzug in unserem Leben ständig begleitet, und dass wir uns in jedem Augenblick für unsere Durchlässigkeit entscheiden können. Denn die Muskulatur, die wir willkürlich (auch unbewusst) anspannen können, diese Muskulatur können wir ebenso durch unsere bewusste Entscheidung mit Hilfe der Atembewegung lösen lernen. Allerdings geht es bei den Atem- und Körperübungen lediglich darum zu lernen, die Atembewegung nicht mehr zu verhindern.

Atemübungen können dabei mit Lehrenden für Atem- und Körperarbeit individuell bezogen auf die jeweiligen Bedürfnisse der Musizierenden entwickelt werden. Nicht jede Atemübung ist für jeden in diesem Augenblick vielleicht sinnvoll. So individuell und vielschichtig unsere Festhaltungen jeweils sind, so persönlich und differenziert „müssen“ Atemübungen auch angeleitet und geübt werden, um nicht Teil eines Leistungsdenkens und Systems zu werden, durch das die Atemeinschränkung erst entstanden ist.

Also nicht üben, weil viele Übungen viel helfen und wir dadurch meinen alles besser „machen“ zu können. Sondern weil uns so viele Atem- und Körperübungen wie nötig, aber so wenige und so differenzierte wie möglich, in unserer persönlichen Entwicklung und muskulären Durchlässigkeit fördern.

WIE?

Um die Atembewegung zu erfahren und dabei muskuläre Durchlässigkeit zu entwickeln, ist es natürlich sinnvoll zu üben. Es gibt eine Vielzahl von Atemübungen, die die Wahrnehmungsfähigkeit für die Wechselwirkung von Atem- und Körperbewegung fördern.

Man sollte sich aber vor dem Üben bewusst machen, worum es bei diesem Üben geht. Nur wenn ich weiß, worum es geht, verstehe ich vielleicht auch, wie ich üben kann.

Grundsätzlich üben wir, um etwas zu verbessern. Meist wird dieses Üben mit einem Bemühen und Leisten gleich gesetzt. Dies führt dann jedoch oft zu mentaler und muskulärer Anspannung. Wir denken das sei selbstverständlich der Preis, um ein besseres Ergebnis erzielen zu können. Was bedeutet das aber in Bezug auf das Üben der Atemübungen?

Es besteht die Gefahr, beim Üben mit Bemühung und Einsatz willkürlicher Muskulatur vermeintlich Durchlässigkeit herstellen zu wollen. Das ist ein Widerspruch in sich. Die Undurchlässigkeit hat sich ja gerade durch zu viel oder zu wenig Spannung entwickelt.

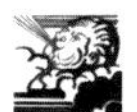

Bei den Atem- und Körperübungen geht es darum, diese Undurchlässigkeit der willkürlichen Muskulatur wieder lösen zu lernen, um dadurch der Atembewegung wieder Durchlässigkeit zur Verfügung stellen zu können. Also hilft vieles Üben im Sinne einer größtmöglichen muskulären und mentalen Bemühung nicht. Sondern eher nur ein Üben, wenn zugleich die Bereitschaft zu lassen möglich ist.

Dies erfordert beim Üben ein Umdenken und die Entwicklung einer neuen inneren Haltung in Bezug auf das Wie. Es ist schwierig lernen zu wollen, eine größere Vitalkapazität und muskuläre Durchlässigkeit zu entwickeln, dies aber beim Üben nicht mit willkürlich, muskulärem Einsatz zu „tun" oder zu „erzwingen". Natürlich können und sollen wir Ziele haben und sollen diese auch erreichen wollen. Aber eben nicht mit einer inneren Haltung, etwas nicht Funktionierendes selbst „verbessern" zu wollen. Auf die Weise verhindern wir das, was wir erreichen wollen eher wieder.

Es geht beim Üben viel mehr um die innere Sehnsucht nach unserer freien Atembewegung und die Möglichkeit, sie in den Übungen wieder in uns entdecken zu können.

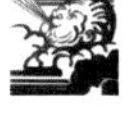

Sobald die Erkenntnis wächst, dass wir Atembewegung unbewusst verhindern (können), dann können wir an dieser Stelle ebenso bewusst entscheiden, es nicht mehr verhindern zu wollen und die Atembewegung in uns wieder freigeben lernen. Ich bevorzuge beim Üben den Begriff freigeben statt loslassen, weil für mich durch loslassen etwas eher „weg", durch freigeben jedoch noch „da" ist: Aber eben frei und nicht mehr festgehalten. Denn in und während einer körperlichen Geste des Gebens bleibe ich mit dem, was ich gebe länger in Kontakt: Und wir suchen beim Üben ja gerade den Kontakt unserer Atembewegung zu unseren Körperwänden.

Deshalb ist es ist meiner Meinung nach beim Üben sehr wichtig, auch sprachlich bei der Benennung von Dingen sensibel dafür zu sein, was der jeweilige sprachliche Ausdruck beim anderen oder bei uns selbst als Körperempfindung auslöst. Es ist in dieser Arbeit mit Atem und Körper nicht „egal", wie oder was man zu sich selbst oder zum anderen beim Üben sagt.

Wenn uns mit der Zeit des Übens also bewusst wird, dass unsere Atembewegung sich gerne optimal in uns entfalten würde, wenn wir sie freigeben können, sind wir beim Üben auf der richtigen Spur.

Wir müssen und können nämlich nichts aktiv muskulär tun, damit sich die Atembewegung in uns befreien kann. Sondern wir können, wenn wir üben, im Bewusstsein für unsere Bewegungsempfindung wieder erleben lernen, dass Atembewegung auf Körperbewegung (wenn wir uns in der Übung für eine Bewegung entscheiden) im Kontakt zu dieser Bewegung und zu unseren Körperwänden direkt reagiert. So fördert in der Bewegung eine Dehnung unsere Einatembewegung und das sich aus der Dehnung wieder lösen (lassen) die Ausatembewegung.

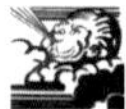

Wenn also Verspannung durch willkürlichen Muskeleinsatz entstehen kann, können wir auch bewusst entscheiden lernen, uns nicht mehr verspannen zu wollen Es geht beim Üben dann darum, nichts dazu zu tun, aber auch nichts zu verhindern, was geschehen will.
Man könnte auch sagen: Aktive – im Sinne von bewusster – Passivität.

Das Gute an der Atembewegung ist, dass sie immer „da" ist. Wir können uns also jeder Zeit daran erinnern wollen, dass unsere Atembewegung in uns nach unserer Durchlässigkeit fragt, ja mehr noch, danach verlangt. Wenn wir uns beim Üben nicht übergehen, das bedeutet Atembewegung verhindern oder forcieren, kann der Atem spontan auf Bewegung reagieren.

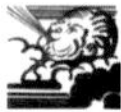

Wenn sich Übende jedoch ihrer unbewussten alltäglichen Haltung zu ihrem Atem und Körper nicht bewusst werden, wird das Üben nicht viel nützen, weil dann die Atemübungen ebenso „gemacht" werden, wie so manch andere im Alltag auch.

Jeder Mensch ist in seinem Körper ebenso individuell wie in seiner Persönlichkeit. Sich dem eigenen Atem und Körper mit Atem- und Bewegungsübungen zuzuwenden, bedeutet, sich im Atem und Körper von innen her wieder neu zu (er-)finden. Es ist eine sehr persönliche Arbeit. Und nicht jede Übung ist für jeden zum gleichen Zeitpunkt förderlich bzw. sinnvoll. Da es sich um einen integrativen Prozess handelt, sind Lehrende für Atem- und Körperarbeit in ihrer Verantwortung gefordert, Atemübende individuell auf ihrem Weg zu unterstützen.

In unserer Welt, in der uns alles als machbar suggeriert wird, und wir es uns zum Teil auch selbst in dieser Weise einreden, entzieht sich unsere Atembewegung (wie ich meine zu unserem Glück) dem willkürlich Verbesserbaren. Es kann wohl auch über einen willkürlichen Einsatz und heftiges Bemühen eine Veränderung erzielt, oder vielleicht besser ausgedrückt erzwungen werden. Aber ob das das dann unbedingt „besser“ ist, als sich erst gar nicht mit Atem- und Körperarbeit beschäftigt zu haben, wage ich zu bezweifeln.

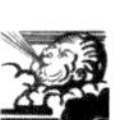

Aus meiner Erfahrung führt der Bewusstseinsprozess, der in der Atem- und Körperarbeit angestoßen werden kann (oder eben auch nicht) am weitesten auf dem Weg zum eigenen, lebendigen, weil nicht der Anstrengung und Verspannung geschuldeten, Entwicklungspotential. So ist das Wie beim Üben mit Atem und Körper meiner Ansicht nach zu verstehen oder anders ausgedrückt: Daran ist der „Erfolg“ nach dem Üben zu messen.

WANN?

Eigentlich ist es im Wachbewusstsein immer möglich zu üben: Denn die Atembewegung begleitet uns immer, ob wir sitzen, stehen, liegen oder uns bewegen.

Jede Körperbewegung im Alltag kann also zu einer Atemerfahrung (Übung) werden, ebenso wie sich jeder Bewegungsimpuls auch aus der Atembewegung heraus entwickeln kann. Das muss keine große Bewegung sein. Schon ganz kleine Bewegungsimpulse können in unserer Körperempfindung mit der Atembewegung in uns in Kontakt sein. Wir brauchen uns auch nicht unbedingt zurückzuziehen, um üben zu können. Denn Alltag ist irgendwie auch „immer"...

Es geht beim Üben um die grundsätzliche Wahrnehmung und Empfindung von Freiheit und Gelassenheit im Körper und im Atem. Ich muss mich also nicht unbedingt wahnsinnig bewegen, um im Atem frei zu werden. Da muss jeder sein Maß finden, bei dem sich das Üben noch gut und interessant anfühlt. Verlieren wir aus welchen Gründen auch immer die Lust oder das Interesse am Üben, ist der Kontakt zur Atembewegung wahrscheinlich schon verloren. Dann hilft es, sich zu erlauben, einen anderen Zeitpunkt zu wählen. Dann, wenn wir wieder auf unsere Atembewegung im Bewusstsein achten wollen.

Wir können viele Atem- und Bewegungsübungen, die wir in der Körperarbeit bereits kennen gelernt haben, im Alltag wiederentdecken: Das vom Atem bewegte Sitzen bei langen Zug- oder Autofahrten, Treppen bieten sich als Vitalitätsübung an, lange Menschenschlangen (z.B. beim Supermarkt an der Kasse) können das elastische Stehen fördern, Putzarbeiten als Elastizitätsübung von Atem und Bewegung, morgens auf die Füße kommen, statt sich mit dem Kopf hochzuziehen usw.

Natürlich gibt es auch atempädagogisch gesehen „gezielte" Atem- und Bewegungsübungen, die wir als Ritual auch immer wieder in den Alltag einbauen können, wenn wir Zeit haben und uns etwas Gutes tun wollen. Wir können uns dabei auch im Atem einen Körperbereich zuwenden, der uns verspannt scheint, und ihn dadurch lösen.

Je früher wir üben, wenn wir etwas im Körper oder Atem bemerken, was sich unangenehm oder verspannt anfühlt, umso besser und leichter können wir es dann oft sofort lösen. Manchmal ist es jedoch auch sinnvoll, sich dafür einen Moment lang zurückzuziehen. Es kann uns aber auch sofort in einer überfüllten Straßenbahn gelingen.

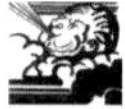

Je mehr uns im Alltag vertraut wird, uns mit der Wahrnehmung von unserer Atem- und Körperbewegung zu beschäftigen, desto selbstverständlicher wird es, und desto weniger haben wir das Gefühl, etwas üben zu müssen. Wir tun es einfach oder sind damit in Kontakt, so wie es uns in dem Moment gut tut.

Es ist natürlich auch eine konzentrierte Arbeit, wenn wir uns mit einem Thema beschäftigen, das es im Körper zu lösen gilt. Für Instrumentalist*innen und Sänger*innen ist es in jedem Fall sinnvoll, sich vor dem Üben mit dem Instrument, ihrem Atem- und Körper zuzuwenden. Es ist ein Warm-up in Richtung Körperbewusstsein: „Was brauche ich jetzt bezogen auf mein Instrument? Wie setze ich mein Instrument möglichst mühelos an? Wie finde ich körperlichen Kontakt zum Instrument, bevor ich anfange zu spielen? Wie elastisch bin ich im Moment im Hinblick auf die Bewegungs- oder Atemenergie, die ich zum Spielen brauche?" Atem- und Körperübungen sind in dem Moment, wenn ich mich entschieden habe am Instrument zu üben, als Vorbereitung unbedingt sinnvoll.

Wir üben sogar schon dann mit Atem und Körper, wenn wir uns immer wieder die Frage stellen: „Mache ich noch? Oder lasse ich schon?"

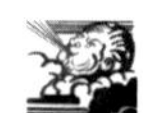

Ein Buch mit Atemübungen kann durchaus motivieren, immer öfter zu üben. Es kann jedoch nicht einen erfahrenen Atem- und Körperlehrenden ersetzen. Denn so anschaulich wie auch immer Atem- und Körperübungen in Büchern beschrieben sind und so wichtig es auch ist, diese Übungen und all die wirkenden Zusammenhänge intellektuell wirklich zu verstehen: Erfahren können wir die Wirkung von Atem- und Körperübungen nur dann, wenn wir uns beim Üben wirklich auf unsere Atembewegung einlassen lernen. Und das ist nicht immer einfach.

Deshalb können Lehrende für Atem- und Körperarbeit hilfreich zur Seite stehen, wenn es darum geht, das, was wir immer in einer bestimmten Weise gewöhnt sind zu tun, in Frage zu stellen und dafür bezogen auf den Einzelnen sinnvolle Übungen vorzuschlagen. Dann erst können wir wirklich beginnen zu üben.

WANN DANN ALSO ATEMÜBUNGEN ÜBEN?

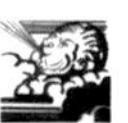

Immer dann, wenn wir uns – in welcher Form auch immer – auf unsere Atembewegung einlassen wollen bzw. wenn wir das Bedürfnis und die Sehnsucht spüren, uns selbst in unserer möglichen Elastizität wahrzunehmen.

WELCHE?

Es gibt natürlich eine Vielzahl von Atemübungen. Aber es würde meinem Anliegen mit diesem Buch widersprechen, einzelne Übungen an dieser Stelle als besonders effektiv oder sinnvoll zu etikettieren. Denn jede Atem- oder Körperübung kann beim Übenden entweder zu einer Empfindung der kleinen spontanen Befreiung (also zu einem inneren „Ja“) oder aber auch zum Verschließen und muskulären Verhärten (also zu einem „Nein“) führen. Das liegt dann nicht daran, dass die Übung gut oder schlecht ist oder dass Übende es nicht „können“, sondern daran, dass Atem- und Körperübungen eine solch direkte Begegnung mit sich selbst sind, dass es oft auch eine Überforderung sein kann, sich auf bestimmte Übungen einlassen zu „müssen“.

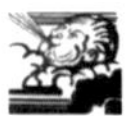

Oft wird die Wirkung von Atem- und Körperarbeit auch unterschätzt. Es erfordert sehr viel Erfahrung und Fingerspitzengefühl, Übungen für den Moment herauszufinden, die den nächsten Schritt in der Durchlässigkeit im Ganzen fördern können.

Vielleicht ist für einige auch (noch) nicht der Zeitpunkt, den eigenen Weg in Atem- und Körperarbeit weiter zu gehen. So sehr ich persönlich von diesem Weg begeistert bin, und Atem- und Körperarbeit mein Lebensweg geworden ist, so sehr habe ich mit der Zeit gelernt, sehr achtsam damit umzugehen. Atem- und Körperübungen schriftlich individuell zu vermitteln finde ich schwierig und auch nicht unbedingt sinnvoll.

Wenn es an dieser Stelle nun um die Antwort auf: „Welche Atemübungen sind sinnvoll oder empfehlenswert?“ gehen soll, möchte aber dennoch ich grundsätzlich über Atem- und Körperübungen sprechen. Es gibt natürlich einen Atem-Übungs-Weg, der Schritt für Schritt in Übungen die Durchlässigkeit im Körper fördert. Der Begriff Atemübung ist dabei – wie ich finde – sehr irreführend. Er suggeriert, dass wir mit dem Atem etwas tun, nämlich ihn üben sollen. Aber eigentlich ist eine Atemübung, so wie ich sie in meiner Arbeit verstehe, eine Körperbewegungsübung, auf die die Atembewegung dann reagieren kann. Die Körperbewegung „erleichtert“ dem Übenden am Anfang freier zu atmen.

Während wir uns dann während des Übens immer tiefer in eine Bewegungsempfindung einlassen, erleben wir plötzlich unsere Atembewegung und fühlen uns zu ihr in Kontakt, ohne sie „machen“ zu müssen. Mit der Zeit spüren wir dann immer deutlicher, dass uns unsere Atembewegung bewegt und dass sie uns als Bewegungswelle von innen her immer mehr bewegen und berühren will.

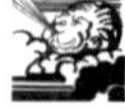

Plötzlich übt der Atem mit uns und stellt uns von innen die Frage: „Wie tief und durchlässig kannst Du (Körper) dich von mir (Atembewegung) durchdringen und bewegen lassen?“ Dann bekommt der Begriff Atemübung eine völlig neue Bedeutung: Nicht wir tun etwas mit unserem Atem, sondern wir lernen in Übungen immer mehr zu erlauben, dass der Atem etwas mit uns tut. Natürlich nur insofern, wie wir es individuell in diesem Moment zulassen können.

Das ist die Basis, die grundsätzliche Erfahrung, um dann mit aufbauenden Übungen weiter zu gehen.

Am Anfang der Arbeit stehen immer Anregungsübungen, die den Körper in eine größere Bewegtheit und in „Schwung“ bringen. Denn oft ist die Atembewegung schon im Alltag durch unbewusst gewordene Anspannung eingeschränkt und in unphysiologischen Bewegungsmustern „gefangen“. Die Feinarbeit beginnt dann mit kleineren Bewegungsübungen, die den unteren Körperbereich in die Empfindung rufen: Füße, Beine, Becken, Bauch und unteren Rücken. Dies wird dann zum Fundament für den Weg nach „oben“: Brustkorb, Schultern, Nacken und Kopf.

Wenn ich in meinen Kursen nach Wünschen frage, wird meist der Schulter- und Nackenbereich als dringlichste Problemzone benannt. Am Anfang erscheint es den Studierenden dann seltsam, sich zuerst mit ihren Füßen und Beinen zu beschäftigen. Meist genügen aber ein oder zwei gezielte kurze Übungen, um im oberen Bereich weiter üben zu können.

Bei Sänger*innen und Bläser*innen taucht dabei oft das „Verbot“ auf, im Brustkorb oder dem Schulterbereich überhaupt Atembewegung wahrnehmen zu dürfen. Wenn es um die Atembewegung im oberen Körperbereich geht, ist natürlich kein isolierter „Hoch-Atem“ gemeint. Aber ein isolierter „Bauch-Atem“ kann es auch nicht sein, zumal im Bauchraum physiologisch gesehen kein Lungengewebe ist. Manchmal führt der Wunsch, die „Bauchatmung“ besonders gut „können“ zu wollen dazu, dass die Atembewegung im Brustbereich regelrecht wegtrainiert wird. Dann sind natürlich die Verspannungen im Schulterbereich sehr groß, weil Atembewegung durch Anspannung im oberen Brustbereich verhindert werden soll, um besser – vor allem mehr – in den Bauch atmen zu können. Leider trägt diese Strategie auf lange Sicht nicht zu einer besseren Vitalkapazität bei.

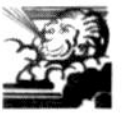

Bei allen Atem- und Körperübungen ist darauf zu achten, dass man die Atembewegung im Körper gleichermaßen und ausgewogen nach „unten“ und „oben“ lassen kann. Jede Manipulation verstärkt in eine Richtung behindert das Zwerchfell. Wir können uns also am Atmen hindern, indem wir im Fuß-Bein-Becken-Bauchbereich angespannt sind oder aber auch, indem wir verhindern, dass sich der Brustkorb bis hin zum Schultergürtel durch den einströmenden Einatem öffnen darf.

Je länger wir jedoch in Atem- und Körperübungen die Durchlässigkeit des ganzen Körpers für die Atem- und Körperbewegung und ihr Zusammenspiel suchen und erfahren (also üben), desto physio**logischer** empfinden wir auch alles, was im Atem körperlich von selbst geschehen will. So zum Beispiel auch die Tatsache, dass die Ausatembewegung, durch das sich nach „oben“ wieder lösende und zurück schwingende Zwerchfell, eine uns aufrichtende Bewegungsempfindung ist.

Die meisten erleben die Ausatembewegung im Alltag als etwas Kraftloses und lassen sich zum Beispiel oft auf einen Stuhl ins Sitzen ausatmend „fallen“. Dabei wären die physiologisch wirkenden Rückschwingkräfte eine Unterstützung in die „andere" Richtung, nämlich eine Antriebskraft für das Aufstehen. Wer es ausprobiert und mit beiden Varianten spielt, wird mit der Zeit merken, dass die lösende und somit entspannende Wirkung der Ausatembewegung sich spürbar nicht beim Hinsetzen entfalten kann: Die „äußere" Bewegung entspricht nämlich in diesem Augenblick nicht der inneren Atembewegung.

Diese „Übung" ist in meiner Arbeit immer der Einstieg in die physiologische „Welt" und ihre Gesetzmäßigkeiten der Atembewegung in uns und deren Konsequenz. Ein Psychologe bat mich in der Arbeit mit ihm „pragmatisch" zu bleiben. Das ist auf physiologischer Ebene in der Atemarbeit sehr einfach, weil sich alle Übungen aus diesen atem-physiologischen Tatsachen begründen lassen können und auch müssen. Ich will mir beim Üben nicht etwas einbilden oder mich zu etwas zwingen müssen, was nicht auch rein physiologisch erklärbar wäre.

Lehrenden aus dem professionellen Bereich der Atempädagogik wird im Scherz oft nachgesagt, dass sie ja bis in den großen Zeh atmen könnten... Natürlich weiß jeder, dass dort kein Lungengewebe ist. Wer sich aber in Übungen mit der inneren Druckwelle der Atembewegung beschäftigt, wird es irgendwann selbst nachempfinden, das in diesem „Scherz" auch ein Körnchen Wahrheit steckt. Die Durchlässigkeit für die innere Atembewegung in der Muskulatur ermöglicht uns dann diese Wahrnehmung, die vom Kopf her betrachtet nicht möglich sein und sonst nur mit einem Schmunzeln gesagt werden kann.

Ein Arzt ist bei einem meiner Kurse wirklich erschrocken („Hilfe, da bewegt sich ja alles..."), als er bei einem anderen Kursteilnehmer die Atembewegung in unteren Rücken und am Becken im Bereich des Kreuzbeins an seinen Händen auch von außen wirklich fühlen konnte. Es entsprach in diesem Augenblick nicht seinem anatomisch und zum Teil auch „statischem" Wissen und Körperbild. Das hat ihn im ersten Moment in Panik versetzt. Deshalb sind mir die Fortbildungen für Therapeut*innen aus dem medizinischen Bereich besonders wichtig.

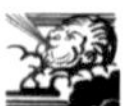

Wir dürfen nun aber beim Üben nicht – auch nicht im bestgemeinten Sinne – etwas richtig machen wollen: Also Atembewegung und Bewegung willentlich koordinieren. Das würde bedeuten, uns bei einer Atemübung die Anweisung zu geben: „Bei der Bewegung muss ich jetzt also einatmen!" Solange wir Atemübungen willentlich koordinieren, kommen wir nicht in den Genuss zu spüren, dass sich die Atembewegung von selbst aus jeder Körperbewegung ergibt und umgekehrt. Dies ist aber erst dann der Fall, wenn das Zwerchfell „frei" im Kontakt zur ein- und ausströmenden Luft „schwingen" kann.

Weil man am Anfang des Übens nicht sofort aus der Kontrolle zur Gelassenheit mit sich selbst findet, ist beim Üben viel Geduld und das stetige Wiederholen von Übungen not**wendig**. Denn Atemübungen „tut" man nicht, um die Übungen zu verbessern, sondern um sich immer deutlicher und klarer im Atem und Körper wahrnehmen zu lernen.

„Anfangs"-Übungen legt man auch nie ab, man ist nie „fertig" damit. Im Gegenteil, oft erleben Fortgeschrittene in den „leichten" Anfangsübungen ein besonderes Aha-Erlebnis.

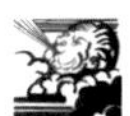

Übungen, die dem einem gut tun und fördern, können einen anderen zur Verzweiflung oder Weißglut bringen. Wer aber mit Lehrenden aus dem Bereich der professionellen Körperpädagogik zusammenarbeitet, kann regelmäßig um Unterstützung bitten, Bereiche aufzuspüren, in denen noch willkürlicher Einsatz ist, oder Bereiche, die in der Körperempfindung noch völlig unbewusst sind.

Wie oft sind Übungen für die Elastizität des Rückens in der Atemerfahrung für die Übenden völlig überraschend. Wie oft sagen mir junge Menschen, dass sie keine Rückenübungen machen können weil sie einen „kaputten" Rücken hätten. Das finde ich erschreckend. Sie haben dann Angst, durch Bewegung noch mehr kaputt zu machen.

Sinn und Zweck welcher Atem- und Körperübung auch immer, sollte mit der Zeit des Übens die Befreiung von Atem- und Körperbewegung in ihrer Wechselwirkung sein. Nach dem Üben genügt es oft sich einige der nachfolgenden Fragen zu stellen, um empfinden zu lernen, ob und inwieweit das Üben „erfolgreich" war: „Hat sich grundsätzlich etwas in meiner Körperwahrnehmung geändert? Stehe/sitze ich nun freier, oder halte ich mich noch? Gehe ich, oder (übergehe) hetze ich mich immer noch? Tragen mich meine Füße beim Gehen, oder zieht mich mein Kopf wieder in eine Richtung? Lasse ich mich vom Boden tragen, oder muss ich den Kopf noch über Wasser halten? Bewegt mich meine Atembewegung verstärkt und deutlicher von selbst, oder ist der Kontakt zum Atem sofort wieder „weg"? Fühle ich mich freier, oder immer noch genervt? Kann ich auch aufhören oder „muss" ich weiter üben? Geht es mir gut, besser oder schlechter als vor dem Üben? Ist mir mein Körper nun vertrauter oder noch fremder geworden? Fühle ich mich ausgeglichener oder stört mich mehr als vorher?"

Man kann sich auch vor dem Üben auf einer Skala von 0 – 10 in Bezug auf Durchlässigkeit und Stimmung einordnen: 0 bedeutet „null Bock", total zu, keine Lust sich zu bewegen – 10 super „drauf", durchlässig, offen, frei sich zu bewegen (oder auch nicht). Wichtig ist es, sich wertfrei auf Körperebene einzuordnen, also nicht zu denken, dass diese Bewertung aussagt, wie ich meine sein zu wollen oder zu sollen. Nach dem selbständigen Üben oder nach einer Stunde unter Anleitung kann sich von 0 bis 10 das Blatt wandeln, oder es bleibt vielleicht gleich. In jedem Fall fördert es den Bezug des Übenden zum Prozess des Übens.

Eine Sängerin nannte mich unter Kollegen ihren Atemcoach. Atemlehrer*in klingt nach etwas, was man braucht, weil man es noch nicht kann. Ein Coach beinhaltet immer auch die Aussage: „Ich bin es mir wert, mich fördern zu lassen". Ich fand diesen

Begriff für die Atemarbeit und mich eine kreative Idee. Mit einem Coach ist man in der Außenwelt der Leistung irgendwie nicht so bedürftig...

Viele Sänger*innen und Bläser*innen machen Atemübungen, weil sie mit dem so genannten Leistungsatem konfrontiert sind. Sie wollen Übungen machen, um ihre Vitalkapazität für ihr Instrumentalspiel zu verbessern: Um mehr oder/und länger Luft zu haben. Die meisten haben schon viel ausprobiert und erleben doch, dass sie immer blockierter werden, obwohl sie sich doch um das „Richtige" bemühen.

Diese Bemühung ist dann meist auf den Einatem bezogen und hat atempädagogisch gesehen ein Handicap: Wenn wir uns im Sinne einer Anstrengung und Leistung bemüht haben, in diesem Fall um einen besonders „guten" Einatem, meinen wir dieses „Erreichte" eher behalten, bewahren zu müssen als wieder freigeben zu können oder gar zu dürfen. Das bedeutet in der Konsequenz, dass wir dann den Ausatem, den wir zum Spielen/Singen brauchen, eher festhalten, also am Ausströmen in letzter Konsequenz selbst hindern.

Durch diesen Mechanismus entwickeln sich besonders in der Atembewegung von Sänger*innen und Bläser*innen immer mehr Probleme beim Singen oder Spielen. Denn die Überspannung, die sich im bemühten Einatem muskulär aufgebaut hat, möchte sich körperlich gesehen eigentlich so schnell wie möglich im Ausatem wieder lösen. Das können wir „Leistungsatmende" nicht sinnvoll und gut finden, weil wir uns ja einen möglichst freien, langen und fließenden Ausatem für unseren Tonansatz und Freien Ton wünschen.

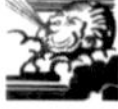

Durch Atem- und Körperübungen, die mit körperlicher Elastizität das Atemvolumen fördern, kann bei den um Leistungsatem Bemühten, mit der Zeit des Übens aber ebenso die Einsicht oder die Erfahrung wachsen, dass gerade dieses bemühte richtig Machen und den Atem Verbessern Wollen die eigentliche Blockade war, oder zu Beginn der Arbeit und des Übens sein kann.

Dann tragen Atemübungen und achtsames Üben in beschriebener Weise (siehe auch die Kapitel warum, wann und wie) dazu bei, allmählich wieder ein Bewusstsein dafür zu entwickeln, dass Atembewegung optimal in uns und für uns „arbeiten" will, wenn wir es „nur" wieder erlauben lernen. Denn es ist nicht etwas, das wir neu lernen müssen.

Was ist also das „Richtige", weil Natürliche, das wir durch Übungen wieder erlauben lernen können? Dass sich Atembewegung so schnell und so viel in uns „ereignet", wie wir uns z.B. im Einatemimpuls der einströmenden Luft und der Druckwelle des sich in uns nach unten bewegenden Zwerchfells bedingungslos hingeben und öffnen können. Ebenso „verlässt" uns der Ausatem so schnell oder auch langsam, wie wir der ausströmenden Luft, dem Zurückschwingen der Körperwände, und dem zurück schwingenden Zwerchfell im Kontakt zur Ausatembewegung, in der Gegenrichtung der Einatemkräfte wieder nachgeben.

Meine Vitalkapazität ist also so groß oder klein wie meine Bereitschaft, mich im Kontakt zu Atembewegung dem Körper in letzter Konsequenz anzuvertrauen. Nicht ich mache mit dem Körper, sondern ich lasse den Körper mit mir machen. Es klingt vielleicht paradox, aber je weniger wir dazu tun (vermeintlich um was zu verbessern), desto mehr können wir erleben, was für eine immense innere Kraft die Atembewegung in uns ist. Und erst dann kann ich mich meinem Körper, und den auf ihn physiologisch wirkenden Kräfte wirklich anvertrauen lernen.

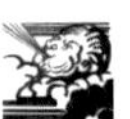

In der Atem- und Körperarbeit, ist dieses vertrauen Lernen ein Thema, und es geht darum, diesen Prozess im Körper wieder spüren zu können. Denn wie soll ich etwas (dem Körper) nachgeben, von dem ich nicht weiß, wie und wo es ist, weil ich meinen Körper nicht wirklich wahrnehme. Die meisten haben ein sehr äußeres Bild von ihrem Körper. Die Atembewegung gehört zu unserem Innen-Leben. Im wahrsten Sinne des Wortes.

Wir werden in der Atemarbeit beim Üben mit der Zeit Beobachter*in, Zuschauer*in dieser Bewegung in uns, und sind nicht mehr die um Bewegung Bemühten.

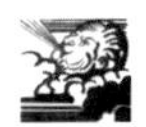

Was sich in den Übungen mit der Zeit so anstrengungslos entwickelt, wird in unserer Empfindung zu unserer größtmöglichen Vitalkapazität und Lebendigkeit. Dann empfinden wir in den Übungen die Fülle des einströmenden Einatems bzw. der sich ausbreitenden Einatembewegung, die uns nach allen Seiten von innen her dehnen will ebenso intensiv wie die darauf folgende, von innen frei fließende und uns zugleich lösende Kraft im Ausatem.

Denn auch in der Ausatembewegung werden wir Beobachter*in (für Sänger*innen und Bläser*innen ein nicht so einfacher Weg beim Üben) und bleiben dabei immer in einer Haltung der aktiven – also wachen – Passivität. Wir tun zwar nichts dazu, aber wir achten wach darauf, nichts zu verhindern.

Atemübungen können also entweder als etwas angesehen werden, was einfach „gemacht" wird oder auch nicht, mit Wirkung oder dann eben auch nicht. Oder diese Übungen können verstanden, und auch in diesem Sinne geübt werden, dass sie zu unserem Alltag werden.

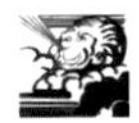

Wir meinen und üben dann unsere Atem- und Bewegungsübungen, sowohl intellektuell – bezogen auf das verfolgte Ziel und die dabei zugrunde liegenden physiologischen Gesetzmäßigkeiten – als auch bezogen auf unser Körper- und Selbstbewusstsein. Dabei kann sich in uns allmählich immer mehr körperlich-mentale Durchlässigkeit entwickeln. Irgendwann ist dann unsere ersehnte freie und volle Vitalkapazität im Alltag kein Luxus mehr:

Wir müssen Vitalkapazität und körperliche Beweglichkeit nicht verkrampft und mit viel Bemühung erzwingen, sondern erleben sie immer mehr als eine uns begleiten-

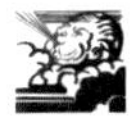

de Lebenskraft, die sich ständig in uns, durch uns hindurch ereignet und sich dabei selbst, ohne unser Zutun, erneuert.

Diese durchs Üben im Bewusstsein verankerte Gesamtdisposition kann ins Instrumentalspiel mit einfließen, bzw. erleichtert den Prozess des Einspielens vor dem Üben am Instrument: Die zur Verfügung stehende Vitalkapazität – bezogen auf das Atemvolumen und die Körperelastizität – für Singende und Blasinstrumente Spielende kann sich vergrößern, oder die muskuläre Durchlässigkeit für die beim Instrumentalspiel nötige körperliche Bewegung für alle anderen Instrumentalist*innen kann sich befreien.

Ich begegne in der Zusammenarbeit mit Musikerkolleginnen und Musikerkollegen immer wieder der Tatsache, dass Lehrende im Bereich der Instrumental- und Gesangpädagogik um die Bedeutung von freiem Atem- und Bewegungsfluss wissen und die Wichtigkeit davon auch instrumental-methodisch benennen.

Es ist die Vitalität der Spielenden, die sich auf den Ton des Instrumentes überträgt. Das meint nun nicht, dass man sich einfach nur bewegen soll, sondern dass das Bewusstsein der Selbstwahrnehmung geweckt und geübt ist: Die Musizierenden nehmen dann während des Spielens wahr, dass der Impuls der Atembewegung eigentlich sie bewegt und zwar immer in dem Maße wie gerade nötig. Vitalitätsempfindung spielt sich in uns ab, und je zentrierter wir in uns sind, desto dichter wird die Energie in und aus der heraus wir „unseren" Ton mit unserem Instrument suchen.

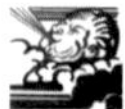

Interessant ist es vielleicht am Schluss dieses Kapitels über Atemübungen zu erwähnen, dass das Üben der Wahrnehmung unserer Atembewegung eine Möglichkeit ist, einen ganz besonderen, weil dynamischen Zugang zu der Empfindung des sich Zentrieren Könnens zu finden.

Am Anfang der Atemarbeit steht beim Üben das Empfinden der Weite, des sich Weitenlassens in und von der Einatembewegung und das Zurückschwingenlassen können der Körperwände in der Ausatembewegung. Im Ausatem erleben wir dann allmählich zwei Empfindungen: Unser Ausatem ist Ausdruck unserer Kraft und zugleich ist das Zurückschwingen der Körperwände ein wieder zu sich Zurückkommen können: Ein sich selbst Zentrieren.

In der Einatembewegung werden wir dann wieder in den Körperwänden geweitet und gedehnt, das bedeutet, wir können in der Empfindung der Körperwände nach außen in den Raum Kontakt aufnehmen, uns „ausbreiten". Im Ausatem kommen wir (unsere Körperwände) dann wieder zu uns zurück. Der Ausatem ist also ein dynamischer Prozess, ein spürbarer Weg der zu uns zurück schwingenden Körperwände. Sich zentrieren bedeutet dann in der Atemübung dabei auch die eigene Kraft fließen zu lassen. Das ist besonders für professionell Musizierende wichtig.

So übt man schon im Atem die Vorspiel- / Vorsingsituation, in der natürlich besonders die persönliche (Aussage-)Kraft im musikalischen Ausdruck wichtig ist. Zugleich geht es dabei aber auch darum, sich während des Spielens/Singens positionieren und zentrieren zu können. Also körperlich gesagt, nie die Empfindung dafür zu verlieren, wo man selbst steht, und von wo aus man singt oder spielt.

Mit der Zeit wird einem dieses Bewusstsein, sich in der zentrieren zu können, bzw. zentriert zu sein, so vertraut, dass das die Empfindung für das körperliche Zentrum, also da wo wir real auch stehen und sind, nie verloren geht. Selbst wenn die Einatembewegung uns weitet, bleiben wir tief mit uns in Kontakt, also zentriert. Salopp gesagt: Zentriert haut uns dann nichts mehr so schnell um oder lenkt uns ab. Auch nicht das Publikum oder die Kommission bei Probespielen und Vorsingen.

Ich finde diese Qualität des sich Zentrierens im Ausatem als real fühlbare, körperliche Empfindung in der Atemarbeit besonders kostbar. Denn sie unterscheidet sich so deutlich von der Körperwahrnehmung, wenn wir nur denken, zentriert sein zu wollen.

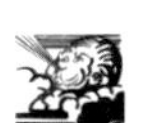

Atemübungen können sitzend, stehend oder liegend geübt werden. Wichtig ist darauf zu achten, wie der Kontakt zu Atembewegung am Anfang des Übens für die Übenden am intensivsten wahrnehmbar ist. Grundsätzlich sollten die Übungen sitzend, stehend und liegend geübt werden, damit mit der Zeit immer deutlicher wird, dass es für die Atembewegung immer möglich sein kann, sich ganz in uns auszubreiten. Wenn wir dann mal durchlässig sind, macht es keinen Unterschied mehr, ob wir sitzen, stehen oder liegen.

Ich werde oft gefragt, ob ich noch Atemübungen übe. Mit der Zeit ist mir das Geübte natürlich so in „Fleisch und Blut“ übergegangen, dass ich nur selten konkrete Atemübungen übe. In gewisser Weise ist mit der Zeit mein Bewusstsein für jeden Atemzug in meinem Alltag zu meiner persönlichen Atemübung geworden, so dass ich nur in Extremsituationen konkrete Atemübungen „brauche“.

Aber wenn ich diese Situationen erlebe, bin ich sehr froh, auf alle Übungen zurückgreifen zu können, die mir auf dem Weg, Durchlässigkeit zu entwickeln, geholfen haben. Das kann eine Körperschwungübung sein, oder kleine Bewegungsübungen für gezielte Körperbereiche, in denen sich anfängt eine Verspannung aufzubauen. Oder ich entlaste mich durch Atem- und Körperbewusstsein in Schmerzsituationen, die körperlich immer eine Herausforderung für ein inneres Einlassen auf den eigenen Körper sind.

Im Extremfall ist es mir mit Hilfe des Atembewusstseins gelungen, trotz eines frisch gebrochenen Mittelfußknochens, den letzten Tag eines wichtigen Wochenkurses im Ausland noch zu unterrichten und so den Kurs für alle Teilnehmer*innen noch abzuschließen. Da war sogar ich überrascht, weil ich am Morgen des Kurstages nicht wirklich wusste, ob ich diese acht Stunden Gruppenunterricht noch schaffen würde.

So gesehen kann ich allen, die sich auf den Atemweg machen wollen, empfehlen, Atemübungen in beschriebener Weise wirklich auch zu üben bzw. sich im Bewusstsein damit zu beschäftigen.

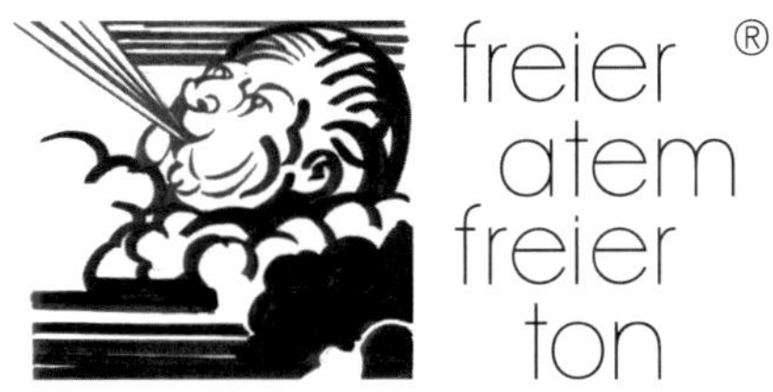

in der Praxis

ATEM- UND KÖRPERARBEIT
METHODISCHE ZUSAMMENFASSUNG

Körper- und Bewegungsbewusstsein als
Voraussetzung für die Atem-Erfahrung

GRUNDSÄTZE

- Muskuläre Dehnung fördert physiologisch die Einatembewegung
= Einatem (EA) fordert und fördert muskuläre Dehnbereitschaft

- Die Ausatembewegung fördert physiologisch das Lösen der muskulären Dehnung der vorausgegangenen Einatembewegung
= Ausatem (AA) ist eine aufrichtende Kraft

- Atembewegung und Körperbewegung bedingen einander
= nur im Wechselspiel von Atem- und Bewegungsbewusstsein entwickelt sich gesamtkörperlich muskuläre Elastizität

- Die Arbeit an einem dieser Grundsätze bzw. die Förderung einer dieser Gesetzmäßigkeiten fördert zugleich die Entwicklung der anderen.

- Der reflektorische Einatemimpuls kann sich erst nach vollständiger Entspannung des Zwerchfellmuskels d.h. nach dem Ausatem entwickeln

ebenso

- entwickelt sich erst nach vollständiger und freier Bewegung/ Dehnung des Zwerchfells im Einatem der reflektorische Ausatemimpuls als möglicher Toneinsatz

ÜBUNGEN/ BASICS

FÜR MUSKULÄRE GESAMT-DURCHLÄSSIGKEIT

- Federn aus den Fußgelenken und das Federn allmählich von unten bis zum Schultergürtel durchlassen, der Atem wird angeregt und fließt dabei frei ein und aus. Es geht bei dieser Anregung nicht darum, möglichst schnell und hoch zu federn, sondern möglichst gleichmäßig und vor allem ohne Anstrengung d.h. im Kontakt zur Atembewegung

- Hüftbreit parallel stehen. Im Ausatem das Gewicht auf die Ballen verlagern und dabei die Fersen leicht vom Boden lösen. Im Einatemimpuls sich wieder mit den Fersen auf den Boden lassen, so schnell oder langsam wie der Atem vom Zwerchfell angesaugt werden kann bzw. die Bereitschaft des sich Lösens in die Weite möglich ist. **Ziel: Weder Bewegung noch Atem bleiben „übrig".**

- Stehen hüftbreit parallel, ohne aktive Haltemuskulatur von Rücken/Bauch oder Beinen. Die Balance im Schwerpunkt der Mitte der Fußgewölbe suchen, damit sich die Zwerchfellbewegung als empfundene Körper-Innenbewegung befreien kann.

- Aus dieser Ruheposition durch Körpergewichtverlagerung eine liegende 8 kreisen. Dabei sich im sanften Schwung des nach außen Kreisens in den Einatem wiegen und im Zurückschwingen zur Mitte den Ausatem wieder freigeben. Nur so schnell kreisen wie der Atem bzw. das Zwerchfell auf die Bewegung im Kontakt reagieren kann.

- Anregung mit Ball: Den Ball an die Wand oder zu einem Gegenüber im Ausatem werfen und in einer freien Einatem(Bewegung) wieder fangen

- Ball zum Gegenüber im Ausatem aufdopsen lassen. Abstand variieren. Immer nur so viel Energie reingeben, dass der Ball vom Gegenüber problemlos auf Brustbeinhöhe gefangen kann. **Ziel: Umgang mit frei werdender bzw. eingesetzter Energie.**

- Im Hinsetzen auf einen Stuhl die muskuläre Lösung in die Dehnung fühlen und dabei den Einatem vom Zwerchfell ansaugen lassen.

- Im Aufstehen vom Stuhl das Zurückschwingen des Schultergürtels nach unten im Ausatem empfinden bzw. erlauben. Erst dann stehen, wenn wir leer sind. **Ziel: Keine Ausatemluft mehr übrighaben sobald wir wieder aufgerichtet stehen. Bewegungsschnelligkeit der Gesamtelastizität anpassen.**

ATEM- UND KÖRPERERFAHRUNG BEI DIESEN ÜBUNGEN:

- **Sowohl Ein- als auch Ausatem sind keine aktive Muskel-Arbeit,** sondern das Nachgeben der Atemhilfsmuskulatur in das Gedehntwerden (EA) bzw. wieder Zurückschwingen (AA) im Kontakt zu der sich dadurch befreienden Zwerchfellbewegung.

- **Muskuläres sich Lösen ist die Erlaubnis der Hingabe an die Dehnung durch den Einatem.** Die Atemhilfsmuskulatur ermöglicht dadurch diese Erfahrung, sich vom einströmenden Einatem von innen in die Weite dehnen zu lassen (Bild der Lungen: ein sich mit Wasser vollsaugender trockener Schwamm) und im Ausatem wieder die Aufrichtung zurück**schwingen** zu können. Der Schultergürtel löst sich im Zurückschwingen lassen im AA nach unten, die Schulterblätter bewegen sich dabei zurück zur Wirbelsäule.

- **Aus dieser muskulären Gesamt-Elastizität im Ein- und Ausatem entwickelt sich die Kraft und Energie für den gespielten Ton,** sowohl für Bläser*innen als auch Nicht-Bläser*innen.

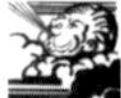

Wichtig beim Üben: es geht nicht darum, willentlich Atemfluss und Bewegung zu koordinieren, sondern zu erleben, dass sowohl Körper-Bewegung uns beatmet als auch Atem-Bewegung uns körperlich bewegt. Die gesamtkörperliche Elastizität bedingt also das sich entwickelnde Vitalkapazitätsvolumen.

ALLTAGSERFAHRUNGEN

JEDE BEWEGUNG IM ALLTAG IST ZUGLEICH EINE MÖGLICHE ATEM- ERFAHRUNG, WENN WIR BEWEGUNGS-BEWUSST WERDEN.

- Hinsetzen (EA) – Aufstehen (AA)

- Treppen rauf- (AA) und runtergehen (EA)

- Sich aufsetzen im Bett (AA)

- Etwas vom Boden aufheben oder aus einem tiefen Schrank holen: Auf dem Weg nach unten bzw. der Hingabe an die dabei wirkende Dehnung wird der EA angesaugt. Es ist kein eng machendes Bücken, sondern ein in die Weite lösendes sich nach unten lassen.

- Gabel mit Essen zum Mund führen (AA) –Gabel zum Teller zurück (EA).

- Suppe pusten (aufrichtende dosiert fließende Ausatem-Kraft).

- Einem anderen die Hand geben (sich lösen im EA), die Hand wieder zurücknehmen (sich lösen in den AA).

- Eine Tür zu sich ziehen (EA), sie wieder schließen (AA).

- Beim Sprechen/Instrument-Spielen nur solange sprechen/spielen wie man den sich lösenden Schultergürtel (= Schulterblätter bewegen sich zur Wirbelsäule) dabei fühlen kann.

- Im EA sich mit den weitenden Körperwänden in allen Richtungen in den Raum lassen, dabei die Kraft des einströmenden EA empfangen und im AA sich durch die lösenden Körperwände wieder zu sich zurück zentrieren.

- Dabei auch im EA eine Hand öffnend weit dehnen und im AA langsam die Hand zu einer Faust wieder schließen.

- Das Blasinstrument grundsätzlich im AA zum Mund führen und sich dabei im oberen Rücken lösen.

- Mit einem Fuß auf eine Holzkeule stellen, Ferse schließt mit dem Keulenende ab. Dann im EA langsam das Gewicht auf den Keulenfuß verlagern, sich nach unten lösen und sich wieder im AA auf der Keule in die Aufrichtung lösen, d.h. auf diesem Keulenbein aufgerichtet stehen. Im EA sich wieder nach unten lösen und sich dann im AA wieder aufrichten (lassen). Dem Rhythmus des Zwerchfells in die jeweilige Bewegungsrichtung dabei folgen (nachgeben). Absteigen und beide Füße und Beine vergleichen. Dann sich auch mit jedem Fuß auf jeweils eine Keule stellen, auch mit geschlossenen Augen, und im EA leicht in den Knien und im Lendenwirbelbereich nach unten nachgeben und im AA wieder aufrichten.

- Auch beim Instrument spielen sich ab und zu auf die Keulen stellen.

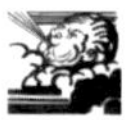

Den Einatem immer von der Zwerchfellebene aus gleichzeitig nach oben zum Kopf bis zur Kopfhaut als auch nach unten Richtung Beckenboden-Fußsohlen empfinden. Im Ausatem wieder von oben nach unten und von unten nach oben zur Mitte zurückkehren.

- Bilder: Brummkreisel, oder Gummiluftpumpe, mit der man eine Luftmatratze aufpumpt. Gäbe es das Ventil nicht, würde die Pumpe im Zurückschwingen die Luft aus der Matratze wieder zurücksaugen.

- Radfahren- im Tretimpuls nach unten jeweils ausatmen. Nur so schnell fahren, wie man im nach unten treten jeweils rhythmisch ausatmen kann (am Anfang fährt man dann langsamer).

- Im Einatem Kraft tanken und im Ausatem alles Belastende loslassen.

- Während der Arbeit am Computer sich immer wieder im Sitzen von der Zwerchfellebene aus im EA gleichzeitig nach unten und oben in die Dehnung hinter die Sitzknochen nachgebend lösen und sich dann wieder im Ausatem auf den höchsten Punkt der Sitzbeinknochen aufrichten lassen (Beckenkippe).

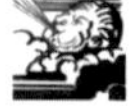

Der Einatem kann nur frei vom Zwerchfell angesaugt werden, wenn wir in der muskulären Bewegungsempfindung gleichzeitig im Brustkorb nach oben und zu den Füssen nach unten nachgeben.

- Wer mir Rundrücken stetig steht oder sitzt verhindert Ausatemfluss.

- Wer sich immer gerade, oben und ruhig (ver)hält verhindert Einatem-Lösung, beides ist eine Blockade der Zwerchfellbewegung.

- Sich mit einem Theraband am Rippenbogenrand an die Türklinke hängen. Im EA sich durch das eigene Körpergewicht nach hinten schwingen lassen und im AA von dem Band wieder zurückschwingen lassen (Jojo Effekt).

- Durch einen Strohhalm im Einatem Luft vom Zwerchfell ansaugen lassen (Achtung: dauert lange wegen kleinem Luftstrom), den AA durch die Nase ausatmen.

Erst wenn das Ansauggefühl ohne Stressgefühl genossen werden kann, auch üben den AA durch den Strohhalm fließen zu lassen, ohne dass sich dabei im Körper Druck aufbaut.

- Den Strohhalm durch das Instrument ersetzen. Einatem z.B. durch die Klarinette im Hinsetzen, Ausatem mit Tongebung im Aufstehen.

- Luftballon mit Hilfe der beschriebenen elastischen Rückschwingkräfte der Ausatembewegung aufblasen. Eventuell auch die Luft des aufgeblasenen Luftballons wieder als Einatem-Empfindung zurück in die Lungen einströmen lassen.

ÜBUNGEN

ZUM WARM-UP FÜR DAS INSTRUMENT

- Beim Aufstehen und Hinsetzen jeweils im ruhigen Metrum zählen wie lange das Zwerchfell ansaugt bzw. sich im AA entspannt. Zunächst erlauben ohne Vorgabe zu sehen, ob die Elastizität für den AA größer ist oder im EA (jeweils die größere erreichte Zahl). **Achtung: Die Atembewegung ist der Auslöser für die Bewegung. D.h. wir geben ganz der Innenbewegung nach und bewegen uns nur so schnell oder langsam wie der Atem fließen kann.** Wenn es nicht „aufgeht", also wir z.B. schon stehen und immer noch Ausatmen, oder wir schon voll eingeatmet sind, ohne die Sitzfläche erreicht zu haben, ist entweder auf dem Atem oder der Bewegung Kontrolle.

- **Nicht-Bläser*innen kontrollieren eher die Bewegung/ Bläser*innen kontrollieren eher die Luft.** D.h. Nicht-Bläsern*innen fällt es leichter den Atem freizugeben, fließen zu lassen. Bläser*innen fällt es leichter sich zu bewegen, dafür kontrollieren sie lieber aktiv den Luftstrom. **Die meisten Bläser*innen stehen schneller auf, als der Aus-Atem fließt bzw. das Zwerchfell sich nach oben entspannt. Und sie atmen schneller ein, als die Bewegung nach unten dauert. D.h. sie vertrauen den Atemstrom, die Luft ungern der Bewegung an, sondern holen/kontrollieren lieber willkürlich aktiv den Atem mit der Atemhilfsmuskulatur.**

- Stehend sich vom Kopf her nach unten abrollen, die Dehnung fühlen, durch die Knie lassen und den Einatem ansaugen lassen, im Ausatem wieder von den Füßen her aufrichten lassen. Wir stehen von unten nach oben und hängen nicht am Kopf dran, d.h. der Kopf kommt in der Aufrichtung zuletzt auf die Wirbelsäule. Also sich nicht mit dem Kopf hochziehen. Im Runterlassen das Gewicht des Kopfes als Dehnungslieferant ausnützen. Brillenträger die Brille absetzen!

- Fühlen, wie die Schulterblätter im EA nach außen nachgeben und im AA zur Wirbelsäule zurückschwingen. Es ist nicht äußere Muskelgewalt oder Initiative, sonst besteht die Gefahr vom Hohlkreuz und willentlicher Anstrengung. Die Schulterblätter schwingen zur Wirbelsäule zurück, weil die Luft aus den Lungen entweicht.

- Diese Übung kann man zuerst mit freiem Zählen beginnen und dann allmählich mit z.B. 8 Schlägen, um Oktaven vorzubereiten, oder im 3er Rhythmus, um Dreiklänge 1-3-5 vorzubereiten. Die Aufrichtbewegung kann dann auch eine musikalische Tempo- oder Charakterübung sein Largo – Adagio – Andante – Allegro – Presto.

- Zwischendurch auch als Gegenbewegung die Lösung des Hinterhauptloches im Sitzen und Stehen üben. Der Kopf neigt sich im EA nach hinten, indem das Hinterhauptloch diese Bewegung auf der Halswirbelsäule ermöglicht. Die Halswirbelsäule bleibt im Prinzip aufgerichtet, nur der Schädel gleitet frei auf dem Atlas (oberster Halswirbel) nach hinten. Dabei löst sich der Kehlkopf nach unten und der Unterkiefer löst sich ebenfalls, sodass der Mund sich dabei leicht öffnet. Im Ausatem schwingt der Kopf wieder in die Ausgangsposition zurück. Im Sitzen mit der Bewegung des Kopfes nach hinten zugleich mit dem Becken hinter die Sitzknochen kippen, Bauchdecke lösen und den EA bis zu den Fußsohlen nach unten durchlassen.

- Im Stehen, dementsprechend beim Kopf nach hinten rollen lassen in den Knien leicht beugend nach unten im EA nachgeben und im AA den Kopf von den Füßen her wieder langsam in die Aufrichtung zurückschwingen lassen.

AUFSTEHEN UND HINSETZEN

MIT INSTRUMENT

- **Der Ton klingt so lange wie der AA im Aufstehen strömen kann.**

- Vom Gefühl ist der Ton während der Aufstehbewegung dann kein Halteton weil er nicht gehalten wird, sondern ein Fließton weil er wie der AA strömt. **Je langsamer man aufsteht bzw. im AA zurückschwingt, das heißt je langsamer das Zwerchfell sich entspannt, umso länger klingt der Ton**

- Vorbereiten von Phrasen im EA in der Bewegung der Hingabe nach unten: entweder im Hinsetztеn oder im angedeuteten „sich setzen wollen“. Wichtig ist das genüssliche rhythmische Einströmen lassen, und nicht das sich mit der Phrase „Vollstopfen“ bis zum Platzen... **Wenn man Phrasen ein und ausatmen kann ohne zu verspannen, lernt der Körper welche Rückschwingkräfte bzw. welche Ausgangsdehnung er für die jeweilige Ausatemphrase/Melodie braucht.**

- **Der EA kommt im Ernstfall a tempo so schnell oder langsam, wie wir uns für die Einatembewegung öffnen, d.h. uns in die Dehnung lösen.** Wir machen die Dehnung nicht selbst, sondern das Zwerchfell saugt an und wir geben nach, als würden wir uns beatmen lassen und nicht selbst atmen wollen/müssen. Wie im Schlaf, nur im Bewusstsein für Elastizität, die wir für den Leistungsatem brauchen.

- Die musikalisch zu spielenden Phrasen dann auch mit tfff,tfff im Ausatem real artikulieren.

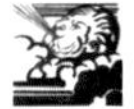

Das „t“ übt die klare Artikulation der Phrase und ermöglicht dabei zugleich den Kontakt zu den sich lösend nach unten bewegenden Schulterblättern (jeder Ton ist dadurch gestützt bzw. unterstützt) und das fff entspricht dem Legato AA Strom, der nicht unterbrochen werden darf. Wir surfen auf dem zurückschwingenden Zwerchfell wie auf einer Welle. Also Wellenreiten (Phrase Spielen) auf dem Luftstrom, der vom zurück schwingendem Zwerchfell getragen wird.

- **Der Luftstrom ist der Bogen des Bläsers.**

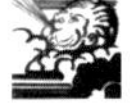

Achtung: Sobald musikalische Phrasen Thema sind, unbedingt auf die Gelassenheit im EA achten. Meist kommt mit der Aufgabe, sich der Phrase zuzuwenden eine Unachtsamkeit in den EA: Ich atme ein, um zu spielen. Das ist dann meist ein instrumentalisierter (d.h. unbeseelter) geführter, manipulierter EA, der nicht elastisch reagiert, sondern mit Willkür eingesetzt wird, um ein Ziel zu erreichen.

- Die authentische Disposition für den Tonansatz/Toneinsatz ist der reflektorische Ausatemimpuls des sich wieder entspannenden Zwerchfells nach der vollständigen Dehnung im Einatem. **Jede Manipulation des EA verhindert einen klaren und energetisch kraftvoll-elastischen Toneinsatz.**

- **Wichtig ist das Gefühl dabei, wirklich ausatem-bereit zu sein.** Dann kommt der Impuls aus dem Rückschwingimpuls des Zwerchfells im dadurch beginnenden Ausatem mit gleichzeitigem Lösungsimpuls der Schulterblätter nach unten zur Mitte der Wirbelsäule.

- Die Bauchdecke wird durch die sich nach unten lösenden Schulterblätter und die aufrichtende Kraft der Ausatembewegung nach innen angesaugt.

- Es entwickelt sich dabei ein klarer, sich (kon-)zentrierender Muskelansatzbereich im Bereich zwischen Bauchnabel und Schambein.

- In diesem Bereich ist während der Aufrichtungsbewegung eine punktuell sich verdichtende Form einer Kontraktion deutlich spürbar, ohne dass wir sie willkürlich muskulär initiieren.

- Dieser Bereich löst sich in der nachfolgenden Einatemwelle wieder, aber nicht ruckartig, sondern so, wie die Druckwelle des sich senkenden Zwerchfelles im Kontakt zum Einatemstrom nach unten durchgelassen werden kann.

- **Wenn die Rückschwingkräfte im Ausatem wirklich muskulär in ihrer Konsequenz erlaubt werden, kann die den Herzschlag beruhigende Wirkung des Parasympathikus wirken.** Jegliche Stresssituation wird dadurch abgepuffert, incl. der Befürchtung, der Atem könne für die Phrase nicht reichen.

- **Atemführung ist das durch bewusst muskuläres Nachgeben in die Aufrichtung empfundene Ausatmen können,** bezogen auf die jeweilige Länge der Phrase.

- **Wir stützen uns auf das zurückschwingende Zwerchfell im Kontakt zur ausströmenden Luft.** Je langsamer wir nachgeben, desto länger können wir den Luftstrom fließen lassen. Der Ausatem strömt also kontinuierlich. Wir halten den Luftstrom nicht willkürlich zurück, um vermeintlich Luft zu sparen. Dadurch würden wir das Zurückschwingen und Entspannen des Zwerchfells im AA blockieren und somit ebenso den nachfolgenden reflektorischen Einatemimpuls verhindern.

- Beim Einspielen sucht man erst einzelne Töne im jeweiligen körperlichen Komprimiergefühl der Luftsäule und kann dann allmählich kleine Intervalle nach oben entwickeln, die durch die Intensivierung der AABewegung/Verdichtung der Luftsäule vorbereitet werden.

- Z.B. entfaltet sich die Ton- Frequenz eines „g" in einer bestimmten Rückschwingintensität/Geschwindigkeit der Ausatemmuskulatur im Kontakt zum strömenden Ausatem und in der Suche nach dem schönsten, klarsten, strahlendsten, obertonreichsten Klang.

- Einzelne Töne können im Aufstehen ausbalanciert werden. **Jedem Ton entspricht ein differenzierte AA-Verdichtungs/Komprimier- Empfindung.**

- So kann eine **Form des „absoluten" körperlichen Tonempfindens** in Bezug auf Tonhöhe und Körper-AA-Empfindung geübt werden.

- Der gespielte/gesungene Ton „h" entwickelt sich in einem in der Feinmotorik klar unterscheidbaren Komprimiergefühl im Vergleich zum Ton „g". Wenn nun eine Terz g - h nach oben gespielt/gesungen werden soll, müssen Bläser*innen/Sänger*innen beide Töne bzw. diesen Unterschied körperlich kennen, um zu wissen, wo und wie sie von g nach h gelangen können und sich dementsprechend mit der Rückschwingmuskulatur der Aufrichtungsbewegung von einem Ton zum anderen, in dem Fall zum Höheren, schwingen.

- **Sinnvoll ist auch die Ausbalancierung eines Zentral-Tones für ein zu spielendes Musikstück in dieser atempädagogischen Weise,** um eine Grundspannung/Verdichtung der Luftsäule als Basis zur Verfügung zu haben.

- **Grundsätzlich darf beim Spielen von musikalischen Phrasen musikalischer Linien, die nach unten führen die aufrichtende Kraft bzw. die Aufrichtung selbst nie aufgegeben wird.** Das Brustbein darf beim Spielen nie nach unten fallen, sondern bleibt während der Phrase im empfundenen Kontakt zur Unterseite des Instrumentes, bzw. strebt sanft in diese Richtung als könnte das Brustbein das Instrument von unten berühren/erreichen. Es ist aber nur eine Empfindung einer Richtung, nicht ein muskuläres nach oben Strecken oder Drücken.

- **Beim Erarbeiten eines Stückes ist es wichtig, zunächst einen ruhigen Stand und ein konsequentes Aufrichtungsbewusstsein zu erarbeiten,** damit die Luftsäule stabil bleibt, obwohl der AA konsequent ausgeatmet/geblasen wird.

- Atemerfahrung ist eine Körpererfahrung braucht viel Hingabe und geduldiges Üben.

- Es ist auch wichtig, anzuerkennen, dass der Kontakt zur Atembewegung zugleich ein Kontakt zum vegetativen Nervensystem ist und deshalb auch nicht mit Leistung besetzt werden darf.

- Wenn wir uns unserem Atem zuwenden, wenden wir uns uns selbst zu und stoßen am Anfang vielleicht auch auf Grenzen unserer Elastizität. Wichtig ist es, nichts erzwingen zu wollen, aber doch uns täglich zu fordern und zu fördern, immer mehr bewusst von uns wahrzunehmen.

- Nur so können wir uns allmählich als Instrument hinter dem Instrument erkennen und dann den Kontakt zum gespielten Instrument kraftvoll und selbstverständlich im Ausdruck aufbauen.

- Wir suchen die Kraft und Energie, die keine Anstrengung und Bemühung, sondern Bewusstsein, Selbstbestimmung und Freiheit ist.

- **Jeglicher musikalische Ausdruck entwickelt sich dann durch den inneren, nie abreißenden Kontakt zum Ausatemstrom.** Dabei kann sich auch ein leichtes äußeres Bewegtsein im Ausdruck zeigen. Dieses Bewegtsein ist dann aber nicht ursächlich der bemühte musikalische Ausdruck, sondern nur die Folge einer inneren Verbundenheit zur aufrichtenden Aus-Atembewegung bzw. die Konsequenz einer sich im Ausdruck verdichtenden Energie.

ATEMÜBUNGEN

AUF DEM RÜCKEN LIEGEND (BASICS)

| Beide Beine ausgestreckt oder ein Bein angewinkelt aufgestellt, so wie es sich am bequemsten anfühlt.

Das **ausgestreckte liegende Bein mit der Ferse nach unten zur gegenüberliegenden Wand dehnen.**

Nur so schnell dehnen, wie das Zwerchfell dabei Einatem ansaugen kann. Vorsicht! Bein nicht aus dem Hüftgelenk nach unten Schieben, sondern die Dehnung der Ferse von unten beginnend durch die gesamte Muskulatur von unten durch das ganze Bein, Hüftgelenk, unterer Rücken bis oben zum Nacken und an das Hinterhauptsloch durchlassen.

Dabei sich im Brustkorb vom Gefühl auch im Einatem nach oben zum Kopf öffnen, damit sich die Atemdruckwelle gleichmäßig ausbreitet und der Bauch nicht im Einatem dominant nach oben an die Decke gebläht wird.

Im Ausatem die Ferse loslassen. Nur so schnell wie der Ausatem fließt, bzw. das Zwerchfell sich im Brustkorb wieder nach oben entspannt. Und wieder von neuem im nächsten Einatem in die sanfte Dehnung suchen. Je länger die Dehnung durch die Ferse wirken kann, je langsamer und schmiegsamer man also dehnt, desto länger und weiter nach oben Richtung Kopf kann sich die Einatembewegung ausbreiten. Desto durchlässiger wird man in der gesamten Körperlänge.

Einige Male im Atemrhythmus wiederholen, dann das andere Bein genauso durcharbeiten.

| **Ein Bein angewinkelt aufstellen. Das aufgestellte Bein langsam zum Knie des liegenden Beines kippen lassen.** Dabei die Einatembewegung ins Hüftgelenk und in den unteren Rücken im Bewusstsein der starken Dehnung in diesem Bereich lassen, nach oben zum Kopf hin auch gleichmäßig nachgeben. Der Kopf dreht sich dabei zur entgegengesetzten Seite. Kippt also das rechte stehende Knie nach links, dreht sich der Kopf dabei nach rechts. Es ist als würde sich die Rückenmuskulatur wie ein Tuch verwringen. Im Ausatem schwingen das Knie und der Kopf so schnell oder langsam zurück wie der Ausatem fließt. Je langsamer, desto mehr Ausatemfluss, wenn Bewegung und Atem einander bedingen. Es geht dann immer „auf".

Der Kopf liegt am Ende der Ausatembewegung wieder gerade und das Knie steht wieder senkrecht angewinkelt. Beide Seiten mehrmals durcharbeiten und nachspüren und Hüftgelenke vorher /nachher vergleichen lassen. Eventuell auch mit Phrasen tffffen üben im Liegen.

- Gleiche Übung aber mit beiden Knien: **beide Beine aufgestellt und die Knie dann beide zu einer Seite kippen lassen, so dass die Beine aber nicht parallel bleiben.**

  Kippt man zur linken Seite, sucht man mit dem rechten Knie die Richtung zum linken Fußknöchel. Die Beine dehnen den unteren Lendenwirbelbereich auf bis hin zum Ansatz des Zwerchfells an der Wirbelsäule.

  Der Kopf bewegt sich wieder in entgegengesetzte Richtung.

- **Beine aufgestellt, beide Fußsohlen geben sanften Druck zum Boden.** Durch die Hebelwirkung dieser Druckwelle kippt das Becken so, dass dabei die Lendenwirbelsäule an den Boden gerundet wird, die Bauchdecke löst sich nach oben Richtung Decke.

  Der Einatem strömt satt und kraftvoll ein, weil das Zwerchfell durch das Kippen besonders kraftvoll ansaugen kann während sich die Lendenwirbelsäule an den Boden rundet. Mit der Zeit der Übung gelingt es sogar mühelos dabei im Einatem das Becken vom Boden zu lösen und im Ausatem wieder zum Boden zurückrollen zu lassen

- **Arme verschränken und rechtwinklig in den Schultergelenken stehen lassen**, bis die sich im Brustkorb durch die Öffnung im oberen Schulterblattbereich immer stärker ausbreitenden Ein- Atembewegung die Arme im Einatem sanft nach oben Richtung Gesicht bewegt, kippen lässt und im Ausatem wieder in die Senkrechte zurückschwingen lassen.

- In mehreren Ausatem-Etappen (das bedeutet sich nur während des Ausatems bewegen) vom Boden ins Stehen aufrichten. Achtung! Nicht der Kopf beginnt und zieht den Rest hoch (das gibt Druck auf die Kehle und macht den Rücken eng) sondern über die Seite allmählich auf die Füße kommen und dann langsam in Ausatem Etappen so aufrichten und ins Stehen suchen, dass der Kopf zuletzt auf die Wirbelsäule aufgerichtet wird bzw. in die Aufrichtung schwingt.

  Dieses Aufstehen auch mit Tffffen üben und auch mal in einem Ausatem vom Boden ins Stehen kommen ohne dass der Ausatemstrom (Phrase) abbricht. D.h. den Zwerchfellkontakt verliert.

SCHLUSSWORT

Für mich persönlich ist Atem- und Körperbewusstsein zu einer Basis für alles in meinem Leben geworden. Ursprünglich habe ich mich nach dem Gesangstudium für die Ausbildung zur Atempädagogin entschieden, um einen noch „besseren" methodischen Zugang beim Gesangunterricht haben zu können.

Während der Ausbildung habe ich jedoch immer mehr verstanden, dass es nicht ausschließlich und vordergründig darum gehen kann „besser" zu atmen, besser zu singen oder besser das Instrument zu spielen, also „besser" im Sinne einer Leistung zu werden. Vielmehr ist die wichtigste Erfahrung dabei, den eigenen Körper empfinden und kennen zu lernen, um dann auf der Grundlage von diesem Atem- und Körperbewusstsein das eigene Instrumentalspiel oder Singen „technisch" weiter entwickeln zu können.

Der Beruf einer Berufsmusikerin/eines Berufsmusikers oder/und einer Musikpädagogin/ eines Musikpädagogen erfordert meiner Meinung nach eine besondere Wachsamkeit, Integrität und Professionalität mit sich selbst. Für mich hat sich nach der Ausbildung zur Atempädagogin bei Barbara Karst und in der Arbeit mit Margreet Honig ein neuer Zugang zum Unterrichten und zum eigenen Singen entwickelt.

Atem- und Körperbewusstsein ist mit Mut, Geduld und Neugier erlernbar. Insofern und in dem Sinne ist es auch eine „Technik": Es geht dabei um körperlich klar wahrnehmbare und unterscheidbare Strukturen/ Empfindungen. Diese sind in ihrer Gesamtheit zugleich aber auch „einzeln" in ihrer jeweiligen Wirksamkeit im Körper individuell beschreibbar, erfahrbar und somit aus**üb**bar.

Die körperlich empfundenen Strukturen von Bewegungsenergie ermöglichen, dass Technik dem Instrumentalspiel oder Singen und der Klangentwicklung im besten Sinne dienend bzw. immer mehr in einem Gefühl der Freiheit erlebt wird.

Technik ist dann keine einschränkende Bemühung, sondern unwillkürlich kraftvolle Spontaneität und Klarheit der eigenen (Atem-)Bewegung und Klangentfaltung.

Atem- und Körperarbeit ist in gewissem Sinne aber auch keine Technik, als wir uns dieser Form und diesem Erleben von uns selbst und unserem Körper nicht rein funktional technisch, sondern nur körperlich empfindungsbewusst (an-)nähern können. Dann erst begreifen wir Atem - und Körperarbeit in ihrer Wirksamkeit wirklich und können sie auch erlernen oder weitergeben. Denn wir können nicht herstellen, was wir suchen möchten oder lehren, was wir nicht selbst gesucht haben.

Das, was wir in der Atem- und Körperarbeit wirklich in und mit uns entdecken, lässt sich nicht willentlich perfektionierend erringen, sondern ist eine neue Erfahrung in unserem körperlichen Erleben. Wir erfahren dann im Bewusstsein für unseren Atem und Körper eine Form der Totalität und zugleich Funktionalität: „Perfekt" im Sinne von vollständig und zugleich freigegeben.

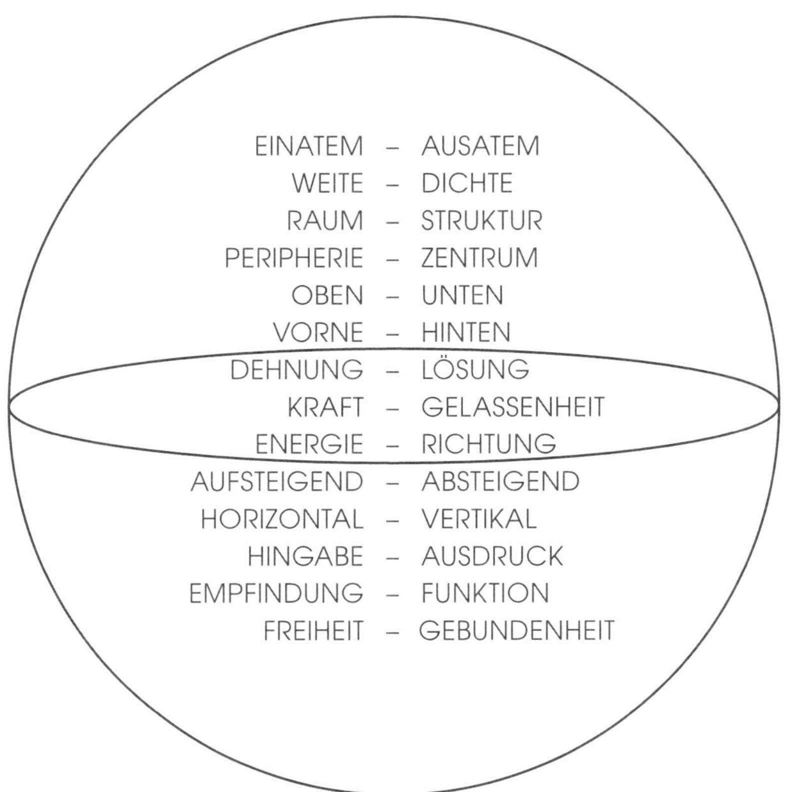

Wer sich darauf einlässt, erlebt mit der Zeit Atem und Körper im sowohl wechselseitigen als auch gleichzeitigen Zusammenspiel. Und somit auch Funktionalität und Klang in seiner Gesamtheit und zunächst schwer fassbaren Paradoxie:

Das Eine schließt das Andere nicht aus, bzw. das Eine bedingt das Andere. Keines ist ohne das andere denk- oder fühlbar. Die Vereinigung dieser scheinbaren Gegensätze - ohne dass durch deren Vereinigung ihre jeweilige Gegensätzlichkeit aufgehoben wäre - bedingt und ermöglicht dann erst im Zusammenspiel ihre Gesamtheit und somit unsere größtmögliche Freiheit und persönliche Kraft im Ausdruck.

Auf meiner eigenen Suche nach dem Freien Atem und Freien Ton habe ich erleben dürfen, dass Klang dann nicht „nur" der Klang meines Instrumentes ist: Ebenso wie die Atembewegung mich ursprünglich und in meiner körperlich-mental-seelischen Gesamtheit immer mehr durchdringen kann, werde ich dadurch selbst auch zu einem Instrument: „Hinter" und mit meinem Instrument.

Kann sich dann das, was uns alle durchdringt, im Klang unseres jeweiligen Instrumentes individuell ausdrücken, entstehen Kontakt und Freude, die anschwingen. Sowohl uns selbst als auch alle, mit denen wir gemeinsam musizieren oder die uns zuhören. Diese Bereitschaft, uns selbst in unserem gespielten oder gesungenen Freien Ton in die hör- und damit „sichtbare" Welt und unser Leben zu lassen, ist bereichernd und zugleich eine Befreiung auf der Suche nach uns selbst und dem Anderen.

Ich wünsche allen Musizierenden und Lehrenden auf dem Gebiet der Musikpädagogik viele spannende und zugleich wohltuende Erfahrungen auf dem Gebiet der Atem- und Körperarbeit und auf der Suche nach ihrem Freien Atem und Freien Ton.

Rostock, im Januar 2019

ICH DANKE

Heiner,
für seine bedingungslose Liebe und
unseren gemeinsamen Weg ins Leben

meinen Eltern,
die mit mir immer durch „dick und dünn" gegangen sind,
und zum Glück immer noch gehen können

Margreet Honig
für ihre wunderbare Freundschaft und all ihr gesangpädagogisches Wissen

Barbara Karst,
die mich in meiner Ausbildung zur Atempädagogin die ersten wichtigsten Schritte auf dem Atem-Weg begleitet hat. In ihrer Arbeit habe ich die Essenz vom Erfahrbaren Atem erleben dürfen

Eva-Maria Spindler,
die mit germanistisch wachsamen Augen und mit viel musikpädagogischer Erfahrung das Manuskript gelesen und korrigiert hat,

Prof. Susanne Winnacker,
für das Vertrauen und die Aufgabe der Koordination von Kunst und Gesundheit an der Hochschule für Musik und Theater Rostock

Laura Lenz
für die künstlerische Gestaltung der aktualisierten Neuauflage 2019

dem gesamten Team Kunst und Gesundheit,
welches mich mit großer Einsatzbereitschaft in meinem Anliegen von Atem- und Körperbewusstsein in der Musik und Musikpädagogik unterstützt

all´ den Menschen und Musiker*innen,
die mir durch ihr großes Vertrauen meine Arbeit und meine eigene Weiterentwicklung ermöglichen

all´ meinen Berufskolleginnen und Berufskollegen,
denen Atem, Körper und Ganzheitlichkeit in ihrer Arbeit wichtig sind, die mich in Gesprächen unterstützen und immer wieder inspirieren weiter zu suchen

all´ den Helfer*innen und Organisationen,
die Räume und alle Notwendigkeiten für Weiterbildungskurse zur Verfügung stellen.

Margreet Honig, Gordana Crnkovic

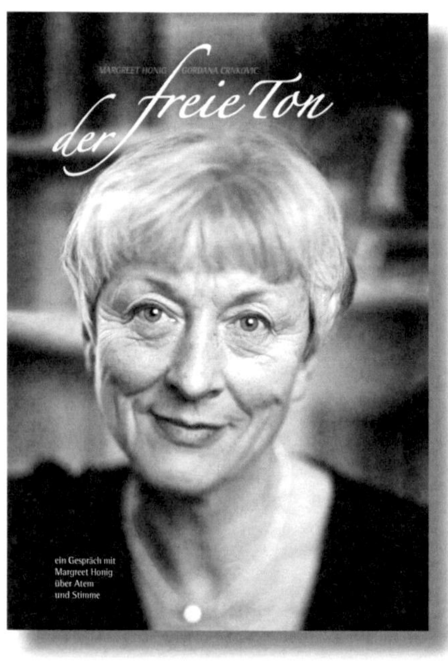

Shaker Media
ISBN 978-3-86858-619-0
106 Seiten
Deutsch
Gebundene Ausgabe
17 x 24 cm
21,90 EUR

Der freie Ton

Ein Gespräch mit Margreet Honig über Atem und Stimme

Ein sehr persönliches und zugleich fachliches Buch über die Zusammenhänge von Atem, Stimme und Körperbewusstsein in der professionellen Welt des Solo-Gesanges.

Margreet Honig, eine erfolgreiche Gesangpädagogin unserer Zeit, spricht aus ihrer langjährigen Erfahrung über ihre Arbeit mit Sängern.

Einblicke und Einsichten: nicht nur für Sänger und Gesangpädagogen, sondern ebenso für alle, denen Stimme und Pädagogik, Musik und Mensch am Herzen liegen.

Gordana Crnkovic, Margreet Honig

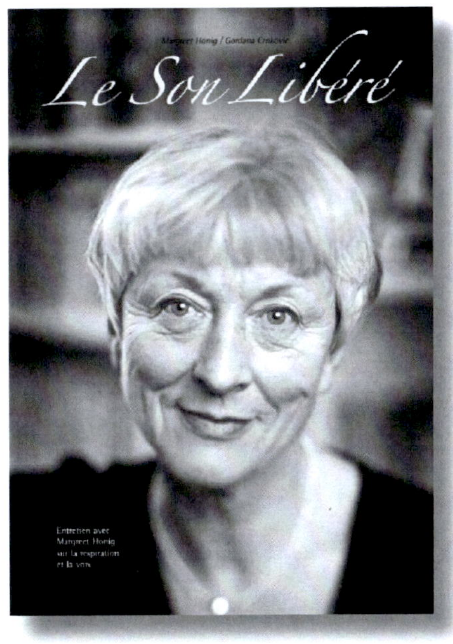

Shaker Media

ISBN 978-3-95631-036-2

107 Seiten

Französisch

Gebundene Ausgabe

17 x 24 cm

21,90 EUR

Le son libéré

Entretien avec Margreet Honig sur la respiration et la voix

Un livre très personnel, et en même temps technique, sur les rapports entre la respiration, la voix et la prise de conscience du corps dans l'univers des professionnels de l'art lyrique.

Margreet Honig, grande pédagogue du chant aujourd'hui, parle de sa longue expérience professionnelle avec les chanteurs.

Des aspects et des points de vue qui s'adressent non seulement aux chanteurs et aux enseignants, mais également à tous ceux qui se passionnent pour la voix, la pédagogie, la musique et l'être humain.

Gordana Crnkovic, Margreet Honig

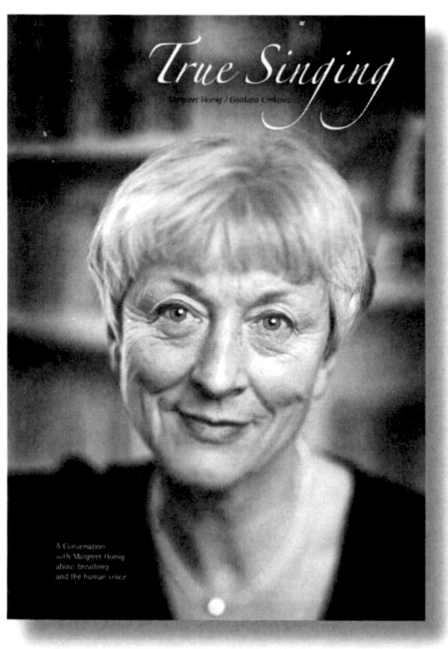

Shaker Media

ISBN 978-3-95631-577-0

113 Seiten

Englisch

Gebundene Ausgabe

24 x 17 cm

21,90 EUR

True singing

A conversation with Margreet Honig about breathing and the human voice

A very personal, and at the same time, technical book about the relationship between breathing, body-awareness and the voice in the world of professional singing. Margreet Honig, with her long-standing experience as a successful singing teacher, talks about her work with singers. Insights and ideas not only for singers and singing teachers, but also for anyone who is interested in the singing voice, teaching, music and the human being.